健康走进百姓家丛书

性病百问

朱学骏　任　翊　刘彦春　著

北京大学医学出版社

图书在版编目（CIP）数据

性病百问/朱学骏，任翊，刘彦春编．—北京：北京大学医学出版社，2010.10
 ISBN 978-7-81116-879-2

Ⅰ.①性… Ⅱ.①朱… ②任… ③刘… Ⅲ.①性病－防治－问答 Ⅳ.①R759-44

中国版本图书馆 CIP 数据核字（2010）第 098202 号

性病百问

著	：朱学骏　任　翊　刘彦春
出版发行	：北京大学医学出版社（电话：010-82802230）
地　　址	：（100191）北京市海淀区学院路 38 号
	北京大学医学部院内
网　　址	：http://www.pumpress.com.cn
E-mail	：booksale@bjmu.edu.cn
印　　刷	：北京瑞达方舟印务有限公司
经　　销	：新华书店
责任编辑	：许　立　　责任校对：金彤文　　责任印制：张京生
开　　本	：850mm×1168mm　1/32　印张：6　插页：1　字数：145 千字
版　　次	：2010 年 10 月第 1 版　2011 年 3 月第 2 次印刷　印数：5001-10000 册
书　　号	：ISBN 978-7-81116-879-2
定　　价	：12.00 元

版权所有，违者必究
（凡属质量问题请与本社发行部联系退换）

作者简介

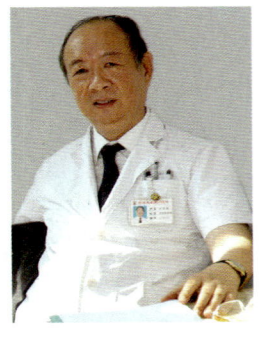

朱学骏 教授 博士生导师
中国皮肤科医师协会会长
北京大学第一医院皮肤性病科
北京大学皮肤性病系主任

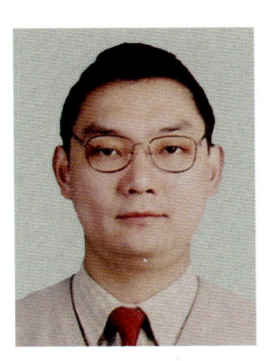

任 翊 医学博士 主任医师
首都医科大学附属北京友谊医院
北京热带病研究所

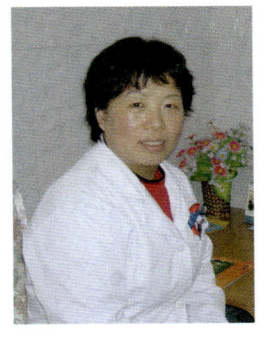

刘彦春 医学博士 副主任医师
北京地坛医院皮肤性病/艾滋病中心
全国子宫颈癌防治协作组成员

前 言

性病的防治形势依然严峻！根据我国性病疫情监测中心报告，2009年全国性病中梅毒病例有30万，淋病病例有12万，由于存在漏报，所以实际发病人数更高。特别是近年来，性病已成为艾滋病的一个主要传播途径。性病与艾滋病两股浊流汇合一起，已对我国公共卫生及人民的生命健康构成巨大威胁！

本书是我与两位长期从事性病及艾滋病防治工作，也是本人的博士研究生，即首都医科大学附属北京友谊医院的任翊博士及北京地坛医院的刘彦春博士共同撰写。针对我们在日常临床工作中患者提出最多的问题，以通俗易懂的语言在本书中以问答的形式予以解答。通过讲述，希望读者能对性病的传播方式、主要有哪些表现，有哪些危害性，一旦染上了性病应该怎么办以及如何预防等知识有一个初步的了解，从而做好性病、艾滋病的防治。

朱学骏

目 录

第一章 什么是性传播病 …………………………… 1
什么是性传播疾病 …………………………………… 2
四大公害：梅毒、淋病、非淋菌性尿道炎及尖锐湿疣
……………………………………………………… 3
性病与艾滋病是不是一回事 ………………………… 4
性病严重危害人民身体健康 ………………………… 6
性病是如何传播的 …………………………………… 8
如何预防性病 ………………………………………… 9
日常生活中的接触是否会染上性病 ………………… 10
在公共浴池、游泳池是否会染上性病 ……………… 11
看性病应去大医院，切勿轻信街头游医 …………… 12
看性病小心挨宰 ……………………………………… 13
性病患者的隐私是得到保护的 ……………………… 14
性病诊断中的PCR是怎么回事 ……………………… 16

第二章 性病的早期症状 …………………………… 19
什么情况下要怀疑自己染上了性病 ………………… 20
梅毒的最初症状——生殖器溃疡 …………………… 21
扁平湿疣、手掌足跖皮疹是二期梅毒的典型表现 … 21
尿道口流脓、尿痛很可能是染上了淋病 …………… 22

尿时不适、尿道口有稀薄分泌物——非淋菌性尿道炎
　　　早期症状 ·· 22
　　外阴部的疣状物表明可能染上了尖锐湿疣············ 23
　　注意在阴部出现的小水疱································ 23
　　对生殖器溃疡应提高警觉································ 24
　　艾滋病毒侵入的早期有时是没有症状的··············· 25
　　外阴痒是性病的症候吗·································· 25

第三章　发病最快的性病——淋病 ············ 27
　　什么是淋病·· 28
　　男性淋病患者有哪些症状································ 29
　　女性淋病患者有哪些症状································ 30
　　淋病不及时治疗可造成不育等严重后果··············· 31
　　播散性淋球菌感染·· 33
　　淋病后综合征··· 33
　　儿童淋病··· 34
　　淋球菌性眼炎··· 35
　　怀疑患了淋病应该做哪些检查·························· 36
　　淋病的治疗·· 36
　　淋病患者的配偶一定要去医院作检查················· 38
　　淋病能根治吗？为什么治疗后仍有症状·············· 39

第四章　隐匿的性病——非淋球菌性尿道炎 ······ 41
　　非淋球菌性尿道炎·· 42
　　非淋菌性尿道炎有哪些症状···························· 42
　　衣原体是引起非淋菌性尿道炎的主要病原菌········· 44
　　衣原体性宫颈炎··· 45

生殖道衣原体感染的诊断标准与治疗 …… 46
泌尿生殖道的支原体一般并不致病 …… 47
支原体阳性说明什么 …… 48
如何确诊患了非淋菌性尿道炎（宫颈炎） …… 49
非淋菌性尿道炎的治疗 …… 50
有非淋菌性前列腺炎吗 …… 51
为什么有的人得性病总是治不好 …… 53

第五章　容易复发的性病——尖锐湿疣 …… 55

尖锐湿疣是如何传播的 …… 56
如何辨认尖锐湿疣 …… 57
假性湿疣及阴茎珍珠样丘疹 …… 59
尖锐湿疣的亚临床感染是怎么回事 …… 60
尖锐湿疣病毒的携带者是一个重要的传染源 …… 61
尖锐湿疣与癌症的关系 …… 62
妇科检查发现 HPV 感染后怎么办 …… 63
HPV 疫苗 …… 64
尖锐湿疣与扁平湿疣 …… 65
尖锐湿疣的治疗 …… 66
鬼臼毒素酊是一个十分有效的外用药 …… 67
抗病毒药物与尖锐湿疣 …… 68
干扰素治疗尖锐湿疣的效果如何 …… 69
调动机体自身的积极性——咪喹莫特凝胶治疗
　尖锐湿疣 …… 70
光动力学——治疗尖锐湿疣，尤其是尿道口
　尖锐湿疣的新式武器 …… 71

令人烦恼的尖锐湿疣复发 …………………………… 71
　　如何预防尖锐湿疣复发 ……………………………… 73

第六章　危害性最大的性病——梅毒 ………… 75
　　什么是梅毒 …………………………………………… 76
　　近两年梅毒的流行趋势 ……………………………… 77
　　梅毒是如何感染上的 ………………………………… 77
　　梅毒的病程与分期 …………………………………… 78
　　胎传（先天）梅毒及其分期 ………………………… 79
　　硬下疳是一期梅毒的主要表现 ……………………… 81
　　二期梅毒的梅毒疹 …………………………………… 83
　　二期复发梅毒 ………………………………………… 85
　　三期梅毒 ……………………………………………… 85
　　典型神经梅毒病例 …………………………………… 88
　　梅毒与妊娠 …………………………………………… 89
　　梅毒的血清学检查 …………………………………… 92
　　梅毒患者的血清反应 ………………………………… 93
　　哪些梅毒患者需要作脑脊液检查 …………………… 94
　　青霉素是治疗梅毒的特效药物 ……………………… 95
　　梅毒治疗中需注意的几个问题 ……………………… 96
　　为什么TPPA总是阳性，RPR总不转阴 …………… 98

第七章　其他性传播病 ……………………………… 101
　　生殖器疱疹 …………………………………………… 102
　　生殖器疱疹有哪些不适 ……………………………… 103
　　复发性生殖器疱疹 …………………………………… 104
　　生殖器疱疹的预防与治疗 …………………………… 105

生殖器疱疹有根治方法吗 …………………… 106
软下疳 ………………………………………… 107
性病性淋巴肉芽肿 …………………………… 109
如何对待发生在外阴部的溃疡 ……………… 110
念珠菌性外阴阴道炎 ………………………… 112
滥用抗生素会诱发念珠菌性外阴阴道炎 …… 113
念珠菌性龟头包皮炎 ………………………… 114
念珠菌性外阴炎并不都是性传播的 ………… 115
滴虫性阴道炎 ………………………………… 116
疥疮是一个传染病 …………………………… 117
得了疥疮如何治疗 …………………………… 118
长在阴部的虱子——阴虱病 ………………… 119

第八章 20世纪的瘟疫——艾滋病 121

艾滋病到底是什么病 ………………………… 122
近年的艾滋病流行形势 ……………………… 123
艾滋病是如何传播的 ………………………… 125
人体感染艾滋病病毒会有什么严重后果 …… 127
在体外怎样杀死艾滋病病毒 ………………… 127
艾滋病病毒有几种基因型 …………………… 128
我国艾滋病病毒感染人群有何特点 ………… 128
艾滋病传播的有效途径——血液 …………… 129
静脉吸毒——艾滋病传播的重要途径 ……… 130
艾滋病传播的危险途径——母婴传播 ……… 131
艾滋病高危人群有哪些 ……………………… 131
怎样知道是否感染艾滋病病毒 ……………… 132

窗口期是怎么回事及窗口期有多长 …………………… 133
性病与艾滋病是一对难兄难弟 ………………………… 134
日常生活的接触是否会传染上艾滋病 ………………… 136
蚊虫叮咬会传染艾滋病病毒吗 ………………………… 137
针头刺伤后危险性有多大 ……………………………… 138
艾滋病病毒在体外能存活多长 ………………………… 139
艾滋病病毒感染者与艾滋病患者有何区别 …………… 140
艾滋病病毒在人体感染的自然过程 …………………… 141
免疫系统与艾滋病病毒 ………………………………… 142
艾滋病患者有哪些症状 ………………………………… 143
为什么男男性行为更易感染艾滋病病毒 ……………… 145
消除对艾滋病的恐惧 …………………………………… 145
被艾滋病病毒或艾滋病患者的血液或体液污染的
　皮肤黏膜破损或伤口的紧急处理措施有哪些 …… 147
HIV抗体阳性意味着什么 ……………………………… 148
如果怀疑自己染上了艾滋病病毒,应该怎么办呢 ……
　…………………………………………………………… 151
一旦发现染上了艾滋病病毒该怎么办 ………………… 153
感染艾滋病病毒的妇女能怀孕生孩子吗 ……………… 154
什么是艾滋病"鸡尾酒"疗法 ………………………… 156
为何要提倡预防艾滋病 ………………………………… 158
安全套在预防艾滋病中的作用如何 …………………… 160
安全套可以完全预防艾滋病吗 ………………………… 161
安全套预防艾滋病失败的主要原因是什么 …………… 161
如何正确使用安全套 …………………………………… 162

冲洗阴道可以预防艾滋病吗 …………………… 163
包皮环切可以预防艾滋病吗 …………………… 164
既然艾滋病是不治之症，感染上艾滋病病毒后
　还有必要治疗吗 …………………………… 165
艾滋病的治疗方法有哪些 ……………………… 166
为什么要进行抗病毒治疗 ……………………… 167
何谓抗病毒治疗的依从性？为何要重视抗病毒治疗
　的依从性 …………………………………… 167
何时抗病毒治疗比较好 ………………………… 168
如何判断抗病毒治疗的疗效 …………………… 169
怎样预防艾滋病 ………………………………… 170
作为一个公民为预防艾滋病应该怎样做 ……… 171
为什么要关心艾滋病患者，不要歧视 ………… 172
洁身自爱，预防性病/艾滋病 ………………… 173
红丝带的由来及意义 …………………………… 174

什么是性传播病

什么是性传播疾病

性传播疾病是指一组能通过各种性接触、性行为传播的疾病,是当前人类最常见的一组传染病,包括梅毒、淋病、非淋菌性尿道炎、尖锐湿疣、生殖器疱疹、软下疳、性病性淋巴肉芽肿等疾病。20 世纪 80 年代发现的艾滋病也是一种性传播病,在短短二十几年中,艾滋病已发展成为一个全球性的问题,2009 年全球大约有 3340 万 HIV 感染者,其中 2008 年新增感染者 270 万,200 万人死于与艾滋病相关的疾病。截至 2009 年 10 月 31 日,我国累计报告艾滋病感染者和患者共 319 877 例,其中患者 102 323 例,死亡病例 49 845 例。艾滋病的出现唤起了人们对性传播病的重视,这种因人类自身的性行为而造成的疾病,如果不加以控制,任其泛滥,那么它不仅玷污了人类数千年来的文明史,而且最终也将会毁了人类本身。

根据《中华人民共和国传染病防治法》,我国将梅毒、淋病及艾滋病定为乙类传染病,非淋菌性尿道炎(宫颈炎)、尖锐湿疣、生殖器疱疹、软下疳、性病性淋巴肉芽肿五种疾病为卫生部规定需作监测的疾病。本书重点将介绍这八种性病。有些病如念珠菌性外阴阴道炎、滴虫性阴道炎是常见的妇女病,但可以通过性交传播;有些病如疥疮、阴虱,主要是通过身体直接接触或污染衣物的间接接触而感染，也可以通过性接触传染，这些病也将在这本小册子中讲述。

❓ 四大公害：梅毒、淋病、非淋菌性尿道炎及尖锐湿疣

20世纪80年代以来，性病在我国死灰复燃，且大有越燃越烈之势。我国从80年代初实行性病报告制度，即对临床确诊的艾滋病、梅毒、淋病、非淋菌性尿道炎、尖锐湿疣、生殖器疱疹、软下疳及性病性淋巴肉芽肿这八种性病填写性病报告卡片，以便了解性病在我国的发生情况。1983年全国性病的报告病例数还不到1000人，到1989年就已经突破10万人，1991年报告175 528例，1992年接近20万人，达到199 733例，1996年接近40万人，报告399 068例，到了1998年全国共报告的新发病例超过了60万人，为632 949例，1999年超过80万人，为837 357例。可见流行的势头是十分凶猛的。进入21世纪后，从2005年到2008年，梅毒患病人数从60 654例上升到257 474例，年递增率超过20%！到了2009年，报告的病例仅梅毒就达到30万！可见性病已成为我国一个主要的传染病。

从发病的病种看，以1998年的资料为例，以淋

病的发病人数最多,几乎占了一半,其次是尖锐湿疣及非淋菌性尿道炎,大约各占20%,发病人数居第四位的是梅毒,约占8%~9%。需要特别指出的是近10年来,梅毒的发病人数在我国大幅上升,近几年来,发病人数几乎每年以30%~50%的速度递增,比如2005年全国梅毒报告132 775例,2006年增加至174 506例,年增长31.43%,2008年已增至278 215例,较2007年又增长23.32%!2009年报告为327 433例,年发病率为24.66/10万。梅毒的病程长,危害性大。若不及时诊断及治疗,十几、二十年后可发展成心血管梅毒及神经梅毒,严重危害身体健康、甚至可危及生命。若妊娠的母亲患有梅毒,则病菌可进入胎儿,生出先天性梅毒儿或造成早产、死产等。淋病2005年疫情报告了184 672例,2006年为162 043例,已小于梅毒的上报人数(2009年为12万例,上升趋势得到缓解)。因此梅毒、淋病、非淋菌性尿道炎及尖锐湿疣是当前我国性病发病率最高的四种病,占了全部性病发病人数的95%以上,可以称为四大公害。

性病与艾滋病是不是一回事

性病包括的范围较广,包括了20多种与性行为相关的疾病，其中就包括了艾滋病。艾滋病学名为："获得性免疫缺陷综合征"（英文缩写 AIDS），是由人类免疫缺陷病毒（英文缩写 HIV）入侵引起的，除通过性途径传播外，还可能过血液等途径传播，由于艾滋病对人体危害严重，常单独列出。它可造成机体免疫功能的严重缺损，使机体失去正常防御感染的能力，对平时没有致病能力的细菌也会发生感染（称为机会性感染），艾滋病病毒还可使机体失去控制体内异常细胞增生的能力，因此容易发生各种恶性肿瘤。该病死亡率很高，虽然国际上已投入了大量的人力、物力与财力对艾滋病的防治开展研究，但尚无有效杀死艾滋病病毒的药物，最好对付它的办法是预防。

由于艾滋病的危害性大，对公共卫生的影响严重，我们常将艾滋病单独列出，并称"性病、艾滋病"。性病与艾滋病有着密切的联系，表现在两者的传播途径相似，都是以性接触为主要传播途径。两者的防治措施如健康教育、安全套使用等也类同。感染了性病，可增加感染艾滋病的危险性，促进其传播。有效控制性病是预防艾滋病的重要手段。反之，被 HIV 感染的性病患者的性病症状较难治愈，这又反过来增加了性病艾滋病传播的危险。由此可以看出，性病与艾滋病密不可分，但是，两者不能混为一谈。另外，有的患者认为得了性病会转变为艾滋病，这也是不正确的。

? 性病严重危害人民身体健康

新中国诞生前,性传播疾病在我国十分猖獗、流行很广泛。据建国初期估计,当时全国有性病患者1000多万人。尤其是梅毒十分常见,在北京大学第一医院,每10个皮肤科初诊患者中,就有一名是梅毒患者。新中国成立后,党和政府对性病的防治工作十分重视,1949年11月21日首先在北京封闭了妓院,对妓女进行集中的治疗。随之在全国开展了封闭妓院及取缔暗娼的运动,并建立了性病的防治机构,进行普查普治,经过十五年的努力,到1964年我国已基本上消灭了性病,取得了举世瞩目的成绩。1964年,时任中央皮肤性病所所长的胡传揆教授在北京科学讨论会上宣读《我国对梅毒的控制和消灭》一文,宣布中国已基本消灭梅毒。这被视为毛泽东时代的公共卫生奇迹。

但基本消灭不等于完全消灭,少数地区还有散在病例,为梅毒的死灰复燃埋下火种。1979年,重庆再次报告梅毒病例。实际上,此前部分地区已有零星病例报告。

20世纪80年代,随着国门的开放,经济的发展,旅游业的兴旺,国内外人员交往日益频繁,城乡人口大量流动,特别是农村大量剩余劳动力向城镇转移。有些人精神颓废，忽视了精神文明，以致制黄贩黄、出版黄色书刊、传播淫秽的音像制品，乃至卖淫、嫖娼、吸毒等社会丑恶现象又重冒了出来，这就为性病的传播及蔓延提供了土壤及温床，致使性病在我国再度流行起来，发病人数不断上升，并正从沿海向内地、从城市向农村不断蔓延，成为社会的一大公害。

自1985年起，全国各省市先后恢复"文革"期间撤销的性病防治所或组建新的性病防治所。卫生部随之启动了全国范围的性病监测报告系统。根据这个报告系统，梅毒疫情逐年上升，1993年之后的上升趋势尤为明显。2006年全国报告的梅毒病例达到17万例之多，较2005年上升31.43%。发病率为13.35/10万，2009年病例数达到30万，发病率为24.66/10万而实际的发病人数还要高！

性传播疾病对人类健康的危害性很大。尽管大多数性病并不致命，但它们传染性强，并能引起各种并发症及后遗症。如梅毒可侵犯全身各器官，晚期梅毒患者可发生心血管及神经系统的严重损害。女性梅毒患者怀孕后，可导致胎儿感染，常使胎死腹中，出生后也因为各种内脏损害，病死率很高。至于艾滋病，更是一个死亡率极高的疾病，被人们形容为"超级癌症"。性病还对患者的身心健康，对家庭构成严重的威胁，它可以使夫妻不睦，家庭破裂。总之，性病不仅害及患者本人也害及家庭乃至社会。

性病是如何传播的

性病主要通过性接触而传播，其中性交是最主要的传播途径。这是因为性交时，双方身体皮肤、黏膜之间发生频繁而密切的接触，性病病原体很容易传染给对方。加之泌尿生殖道具有温暖、湿润的特点，很适宜于性病病原体的生长。因此一旦染上病原体，就很容易生长繁殖，成为性病患者。其他方式的性交如口交、肛交、舐阴也可以使病原菌相互传染。艾滋病就是首先在以肛交为主的同性恋男性中发生并蔓延的。

性病还可以通过血液传播及母婴传播。在性病发展的某一阶段，病原体可存在于血液内，此时如果输入了带有性病病原体的血液就可染上性病。这在艾滋病的传播上尤其突出，因为艾滋病病毒主要存在于患者的血液中。我国规定在献血前一定要作艾滋病病毒及梅毒的血清学检测，一旦发现阳性是绝对不允许献血的。母婴传播是指患有性病的女性如果未经过治疗，那么怀孕后就很可能将性病病原体通过脐带血、胎盘、产道等传染给胎儿，如患有梅毒的孕妇可使胎儿在子宫内受到感染；也可以在分娩时，当胎儿通过产道时将存在于阴道内的病原体传染给胎儿，如淋病，当胎儿通过产道时可染上淋菌性结膜炎。

如何预防性病

性病的发生、流行与社会、经济等多种因素密切相关，因此，性病的预防要从社会与个人以下方面考虑：(1) 社会预防：加强健康教育，使人们对性行为有正确的认识，固定性伴侣，尽量不与不相识的人发生性行为。卫生行政部门应严格把住血液及血液制品的质量关，确保安全。(2) 个人预防：洁身自爱，不搞非婚性行为；采取安全性行为；正确使用质量可靠的避孕套；平时注意个人卫生，包皮过长者可做包皮环切，有助于预防感染。不吸毒，不与他人共用注射器、针头；必须输血或使用血液制品时，要确认所用的血液及血制品已经过严格检测；有溃疡、皮疹等可疑症状时及时到正规医院就医，做到早发现、早治疗、早治愈，不留后患；配偶得性病应及时到医院检查，治疗期间最好不过性生活，需要时使用避孕套；一般日常生活不会传染性病，但应做好家庭内部的清洁卫生，防止对衣物等生活用品的污染，如勤晒洗被褥，患者内衣裤不要和小孩的混在一起洗，大人、小孩分床睡、分开使用浴盆，马桶圈每天擦洗等；如果考虑结婚、怀孕，最好等性病完全治愈后，身体恢复一段时间较为理想。(3) 坚持使用安全套：避孕套可提供一种物理屏障，避免直接接触性伴的体液或血液，可有效降低性病和艾滋病传播的危险性。但不正确使用或不坚持使用避孕套可使其预防效果大大降低，临床上常有性病患者自述使用避孕套还得了性病，仔细追问，原来是有时用，有时不用，甚至发生过滑脱、破裂，也有的是在射精前才戴，这些不正确的做法都增加了感染性病及艾滋病的机会。

日常生活中的接触是否会染上性病

与一个性病患者在日常生活中发生一般接触，如握手，共同进餐，使用同一个厕所及卫生设备，接触门把、扶手等是不会传染上性病的。原因是性病病原体离开了泌尿生殖道这一温暖又湿润的环境，大多很快死亡。尤其在干燥物体的表面，性病病原体是无法生存的。所以与性病患者，包括艾滋病患者的日常接触是不会造成传染的。有的同志由于对性病缺乏了解，一听就"谈虎色变"，见了性病患者就躲得远远的，甚至拒绝在同一办公室工作，在同一食堂进餐，使性病、艾滋病患者感到十分孤独，似乎无处可容，以致少数患者更加自暴自弃，破罐破摔，这既不利于患者本人，也不利于性病防治工作的开展。相反，我们对各种原因染上性病的患者应从思想上、心理上予以关心、帮助、教育，而不应歧视，以使他（她）们能及时得到恰当的治疗，在人生的旅途上沿着正确的道路前进。

过分密切的接触，如穿患者没有清洗的内裤，使用患者用以清洁下身的湿毛巾，则有可能被传染上。性病患者使用过的澡盆，洗下身用的水盆，只要用肥皂水或来苏水认真刷洗、消毒冲洗干净后其他人是可以使用的。

❓ 在公共浴池、游泳池是否会染上性病

一般说来，在公共浴池及游泳池是不会染上性病的。在游泳池，池水内需定期放消毒剂，性病病源菌不可能生存，办游泳证需接受体格检查，因此在游泳池内不存在传播性病的可能。那么公共浴池呢？性病病原体喜欢温暖潮湿的环境，可以在浴池这样的环境中短期生存。但性病病原体在生长繁殖时大多需要苛刻的条件，只有在实验室为细菌精心配制了特殊的营养剂中才会大量生长，因此在公共浴池中存在有传播的可能性，但染上的可能性极小。只要不发生身体的接触，不共同使用湿热的毛巾是不会染上性病的。

有人问，桑拿浴是否会染上性病呢？以我们所接触到的患者，确有因为洗桑拿而染上尖锐湿疣或淋病的。那是为什么呢？桑拿浴是利用高温蒸汽使人大量

出汗而起到去污洁身的目的。桑拿浴者常赤身裸体坐着，若坐的木条事先没有很好的清洗，而恰恰前一位洗的又是性病患者，那么在木条上就可能沾染了性病的病菌，在桑拿浴室温暖湿润的环境中，病菌是可以存活一段时间的，坐在这样的木条上就有染上性病的可能。我曾见到几位洗桑拿后肛门周围及会阴部发生尖锐湿疣的，可能就是这个缘故。

？ 看性病应去大医院，切勿轻信街头游医

近年来，街头电线杆上治疗性病的小广告屡禁不止，这些大多是没有经过专门训练的街头游医，他们"打一枪换一个地方"，抓住性病患者的恐惧或难以启齿的心理，往往不经过检查，就滥作诊断，没病的说成有病，小病说成大病。他们往往夸大其词，把性病说得十分严重，可怕，患者一旦"束手就擒"后就会掏出钱来任其宰割。更为严重的是这些街头游医为了追求高额利润，不从正规渠道进药，甚至不惜采用假药、伪劣药物、走私药等。由于这些药物的质量根本无法保证，因此医疗事故屡有发生，甚至有治人致死的。北京市就发生过一例去了街头游医处，打了一针还未出门就命归黄泉的报道。

性病在我国的死灰复燃是近20年的事，近10年

来发病人数更呈直线上升的趋势。因市场需要,性病、泌尿科诊所如雨后春笋般开了许多,各地的报刊、杂志上也经常能见到此类广告。应该看到,性病对大多数年轻的医务人员来说,是一个陌生的疾病,缺乏知识,缺乏培训,虽然从中央到地方各级卫生部门,近年来开了不少性病培训班,但对性病还是缺乏经验的。有的诊所,有的医务人员不是依据卫生部防疫司制定的治疗方案,而是随心所欲滥用药物,片面追求经济效益。性病患者作为特殊的消费人群,也应该学会保护自己,看病到正规的大医院。

看性病小心挨宰

对于性病的诊治我国卫生部防疫司制定了一整套规范化的治疗方案。按照这样的治疗方案,一个性病患者从弄清诊断到治好疾病,一般的花销应该在千元以内。有的性病诊所动辄收费几千元,有的患者为了治性病已经化了数万元,这是不正常的。俗话说"货比三家",患者对开口就要几千元诊治费的诊所应慎重,不妨到大医院再去看一下,比较一番。

有的患者认为药越贵越好用,有的患者盲目崇洋,认为洋药比国产药要好,还有的患者喜欢打针,尤其是打静脉针,认为打针比吃药的效果要好。其实不然,

"对症下药",说的是根据病症合理用药,关键是对症。如梅毒的治疗,首选的药物是苄星青霉素,240万单位肌内注射,1周1次,连续3周即可,240万单位的苄星青霉素注射液约需十几元钱。又如淋病的治疗,首选头孢曲松钠注射液(又称菌必治)250毫克,每天1次,1至3针就可以了。每支头孢曲松钠注射液50多元,注射3次,才160余元,所以对那些漫天要价的诊所或医生应该留个心眼,切莫上当,挨宰。

不能认为药用得越多越好。能用1针药治好的病就不必用2针。因为用药多了,可以破坏身体内正常的菌丛,造成菌丛失调。前面提到的滥用抗生素造成的念珠菌性外阴阴道炎就是一个例子。滥用抗生素的另一个后果是促使细菌产生耐药性,减少了以后生病可选择使用的抗生素。

? 性病患者的隐私是得到保护的

到医院看性病,患者的隐私是得到保护的。患者可以不报真实姓名,可以不填确切地址。目前许多医院的皮肤科均更名为皮肤性病科,但患者见到大医院就望而却步。由于性病是一个不怎么光彩的疾病,大医院看病的人多,一个诊室往往同时有几个大夫在看病,有时还有实习医生,因此对性病这样的难言之隐，患者宁可去小医院，甚至私人诊所看病。其实这种顾虑是完全不必要的。大医院有良好的检查设施，治疗的方法规范，而且用药的质量得到充分保证。考虑到性病患者的特殊性，医院大多为性病患者单独开设了诊室，一个大夫对一个患者，患者的隐私得到充分的保护。对确诊的患者按照卫生部防疫司的要求要填写性病报告卡片，这是给卫生主管部门了解我国性病的发病情况、流行趋势，以便有关部门更好地采取防治的措施。患者可以不必使用真实姓名，也不要求写确切地址。因此大可不必担心。

对性病的诊断，病史采集是十分重要的。如在不洁性交后第二天出现尿道分泌物与不洁性交后第二周出现尿道分泌物考虑的疾病就不一样，又如外阴出现溃疡或长疮，与不洁性交的时间关系，对判断疾病性质也很关键，因此面对医院的大夫，应如实的陈述，不必隐瞒，更不要遮遮掩掩，以便延误了治疗。

我国是一个有着数千年悠久历史的文明古国，有良好的社会道德规范及准则。社会主义制度的确定，更为物质文明及精神文明的发展提供了根本的保证。在党和政府的领导下，不到半个世纪已将一个满目疮痍的旧中国建设成初步繁荣昌盛的新中国，将新中国成立前猖獗肆虐的性病基本消灭。我们完全有理由相信，只要我们坚决贯彻"两个文明一起抓"及"预防为主，防治结合，综合治理"的方针，性病是可以控制住的。

性病诊断中的PCR是怎么回事

PCR（polymerase chain reaction）的中译名为聚合酶链反应，这是一项在20世纪80年代中期诞生的分子生物学技术。它一经诞生就风靡全球，在生命科学领域中得到了广泛的应用。它的原理是基于对生命本质即脱氧核糖核酸（DNA）——基因结构的理解，采用无细胞分子克隆技术，在试管内选择性的对所要检测的DNA片段进行扩增。PCR技术通过变性，退火及延伸三个步骤的反复进行，可以在短短几个小时内将所要检测的DNA片段扩增数百万倍，因此PCR方法十分敏感。

对性病病原体的检测，以人类乳头状瘤病毒为例，它的DNA大约由8000个碱基所组成，这些碱基都是按照特定的秩序排列起来。每种微生物的碱基排列就如同人的指纹那样各不相同。即使同样的人乳头瘤病毒，在它的1001多个亚型中，各亚型的碱基排列也不相同。因此采用PCR方法来检测，不仅具有很高的灵敏度，而且特异性也很强。

任何事物总是一分为二的，有利也有弊。由于PCR技术具有高度的灵敏度，因此进行试验时实验室就应具备相当好的条件，试验操作人员，所用的器械都要遵循严格的程序，因为对所检测标本即使是极微量的污染，就可以导致假阳性的结果，也就是说本来是阴性的结果由于标本被污染而出现阳性的结果。

前几年，性病检查掀起了一股 PCR 热，不管开展 PCR 的条件是否具备，不论是大城市的大医院，还是基层的小卫生所，一窝蜂的上 PCR，有的还挂上基因诊断中心的牌子。结果是良莠难分，真假难辨，在甲医院的结果为阳性，到了乙门诊则为阴性，不但使患者，就是医务人员也是"丈二和尚摸不着头脑"，面对矛盾的结果不知所措，更为严重的是，有的医生仅仅根据 PCR 的结果作出性病的诊断，而使患者背上了沉重的思想包袱，甚至出现家庭不睦，妻离子散的境地。

目前只是在经过卫生行政部门许可，具备条件的实验室或检验科可以开展 PCR！一般的医院及小型诊所是没有条件做的。

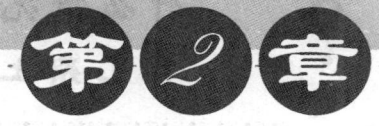

性病的早期症状

什么情况下要怀疑自己染上了性病?

当不洁性交或婚外性行为后出现尿道、阴道或性接触部位不适的症状,就要怀疑是否染上性病。但性病有潜伏期。从一次婚外性行为或不洁性交后到出现性病的症状,这段时间称为潜伏期。这是因为泌尿生殖道染上性病病菌后,需要在体内生长、繁殖,达到一定数量后才会出现能感觉到的不适。由于每个人身体的抵抗力强弱不同、侵入病菌的毒性不同,因此每个人的潜伏期不尽相同,有长有短,但有一个大致的范围。

- 梅毒——2~3周
- 淋病——2~10天
- 非淋菌性尿道炎——1~3周
- 尖锐湿疣——3周~8个月,平均3个月
- 生殖器疱疹——2~20天,平均6天
- 软下疳——2~30天,一般2~5天
- 性病性淋巴肉芽肿——6~21天,平均7~10天

梅毒的最初症状——生殖器溃疡

硬下疳在男性多发生在冠状沟、包皮系带附近，包皮、阴茎，阴囊等部位也可发生；女性多发生在大阴唇、小阴唇或子宫颈。由于没有明显的不舒服，女性患者出现的硬下疳常常被忽视，直到出现二期梅毒的皮疹时才到医院看病。在性病门诊，我们也见到一期梅毒即硬下疳发生的口唇、舌尖、肛门周围、女性的乳头等部位，这是由于口交、肛交或吸吮乳头所致。

 ## 扁平湿疣、手掌足跖皮疹是二期梅毒的典型表现

扁平湿疣及发生在手掌、足跖的皮疹都不会造成患者的不适，但它们是二期梅毒很有特征性的表现。它们都出现在婚外性行为或不洁性交后的 7～10 周。在这个时期取血做化验检查可以查出是否染上了梅毒。

❓ 尿道口流脓、尿痛很可能是染上了淋病

患者自己感到小便时尿道疼痛，小便次数多，而且憋不住，这些都表明染上了淋病。一般出现在婚外性行为或不洁性交后的2～5天。应立即去医院诊治。

女性除了尿道炎外，还可以宫颈炎、阴道炎为主要表现，此时尿道炎的症状不突出，而主要表现为白带增多，可误认为一般的妇女病而延误了治疗。如果在不洁性交后阴道分泌物明显增多，尤其是出现了脓样黄色分泌物，应及时到医院作检查。

尿时不适、尿道口有稀薄分泌物——非淋菌性尿道炎早期症状

非淋菌性尿道炎的症状不如淋病时那样明显，患者主要感到小便时尿路不适、有刺痛或灼热、尿道口的分泌物较为稀薄或淡黄色。

有的患者，在一次不洁性交后，先发生淋病，针对淋病用药治疗后又出现非淋菌性尿道炎的症状，这

是因为非淋菌性尿道炎的潜伏期较淋病要长。或者，同时没有服用治疗非淋菌性尿道炎的药物。

外阴部的疣状物表明可能染上了尖锐湿疣

染上了尖锐湿疣患者是没有什么不舒服的，既不会造成小便疼痛、不适，也不会在外阴部出现溃疡。它悄悄发生、逐渐增大，直到有一天患者有意或无意中注意到在外阴部出现了小疣状物。尖锐湿疣多见于男性的冠状沟、阴茎、包皮内侧，女性的大阴唇及小阴唇，但也可发生在泌尿生殖道的其他部位，如尿道口、肛门周围、肛管内、女性宫颈等不易察觉之处。因此一旦外阴部出现小疣状物，应到医院去作检查。

注意在阴部出现的小水疱

生殖器疱疹的特点是在外阴部出现一小堆约4～5个小水疱，局部有烧灼感或刺痛感。这些小水疱很快就溃破而成为小片的糜烂面。

生殖器疱疹的症状很轻微，而且即便不治疗，经过7~10天左右糜烂面也能愈合。但生殖器疱疹容易复发，频繁的每1~2个月可以发作一次，而且在发作期的传染性强，给患者的心理上带来巨大的压力，因此生殖器疱疹虽然症状轻微，仍应及时治疗。

对生殖器溃疡应提高警觉

在不洁性交或婚外性行为后外阴部出现溃疡，除了前面提到的硬下疳——梅毒的早期表现外，还可以见于另外两种性病：一个是软下疳，它的特点是溃疡表面常有脓液，用手触之较软，但会感到明显的疼痛；另一个是性病性淋巴肉芽肿，它的特点是在外阴部出现溃疡的同时，大腿根部常常可以摸到肿大的淋巴结，而且疼痛。

外阴部发生破溃还可为其他病源体如细菌、病毒等侵入体内敞开了门户，因此对外阴部的溃疡不能等闲视之，应该及时到医院去检查，弄清毛病所在，及时用药治疗。同时如果因服用某些药物造成的药疹也出现生殖器皮肤黏膜的破溃，要注意鉴别，此时往往有明确的用药史。

艾滋病病毒侵入的早期有时是没有症状的

艾滋病病毒从侵入人体到发展成为艾滋病患者要经历数年，多数需要5～7年以上的时间。但通过查血可以发现是否染上了艾滋病病毒。一般在不洁性交1个月后可以查出抗艾滋病病毒抗体，如果到3个月时，血化验结果仍为阴性，就基本上可以排除染上艾滋病病毒的可能。

外阴痒是性病的症候吗？

外阴痒是比较常见的，它可以由皮炎、湿疹等皮肤病引起，也可以由一些微生物引起。女性常见的可由念珠菌、滴虫、细菌性阴道病引起，此时常常阴道分泌物增多，外阴部感到剧烈难忍的瘙痒。男性常见的念珠菌性龟头炎，龟头上有红色的疹子，或疥螨在患者阴囊或龟头上引起一些小疙瘩。还有阴虱，在阴毛上可以见到会动小白点，仔细看有四对足，它们牢牢地抓在阴毛上，并可引起阴部瘙痒。

虽然外阴痒多数并不是所说得性病，但有一些可以通过性接触而相互传染，因此感到外阴瘙痒应及时去医院确诊、治疗。

艾滋病病毒感染人体平均 多少天能在血液中检出？

艾滋病病毒侵入人体到其成为可被检测出的高危时期，一般需要2－7年以上的时间。如通过血液及乳汁感染上艾滋病病毒后，据有关技术统计表明，1个月后可检查出其及原高阳病毒抗体，如果到3个月时，血清仍未转为阳性，就基本上可以判断为上无艾滋病病毒的可能。

外国有艾滋病的血友病吗？

外国报告毛球常见血友病，它可以由疾病、药物等致病，也可以由一些先天性的原因，如基因缺陷、由内外因互相诱引起、并时常伴随发生其他疾病。外国统计的血友病数据如死亡情况及发病相互关系，包括上下分析的数据，是值得我们借鉴的，无论是国内来到国外，不但是贫困的小国家，发达国家都会发病发生。血友病与血液病不同，血友病都是不允许者血用血，如病人发生鼻出血后应用的特殊药品，因此需要到的外面血血液及时给予正规治疗，诊治。

第3章

发病最快的性病
——淋病

什么是淋病

淋病是我国最为常见的性传播病。2006年全国报告的淋病病例数超过16万例,每10万人中的发病率为12.39/10万。2008年全国报告淋病134 303例,报告发病率为10.16/10万。淋病的报告病例数较2007年下降9.84%。由于淋病的潜伏期短,传染性强,可在短期内迅速蔓延;如果不及时治疗,淋球菌可侵犯泌尿生殖器官,造成女性不孕、男性不育、尿道狭窄等,因此淋病是我国重点防治的性传播病之一。

淋病是由淋病奈瑟菌所引起泌尿生殖系统的化脓感染。淋球菌是一个革兰染色阴性的双球菌,它适宜在35～36℃温暖、潮湿、含5%～7%二氧化碳的条件下生长,因此泌尿生殖系统的尿道、阴道等部位是淋球菌理想的栖息地,很适合生长繁殖。但淋球菌在体外的生存能力很差,在完全干燥的环境中只能存活1～2小时,在室温下能存活1～2天。附着在患者内裤脓液中的淋球菌能存活18～24小时。煮沸、烈日下暴晒完全可以达到消毒杀菌的目的。一般的消毒剂也都可以杀死淋球菌。

淋病主要通过性交传染。与淋病患者或带菌者发生一次性关系,男性有20%以上的机会可染上淋病,女性则有 90％的机会被感染。在淋病患者脓液所污染的毛巾、被褥、内衣内裤，尤其是湿的衣物或毛巾，由于淋球菌可存活 24 小时左右，因此接触后有可能被传染上。淋病患者用过的澡盆应使用流动水彻底冲洗。在同一家庭中，洗下身用的水盆、毛巾等应彼此分开。淋病患者在大小便后，应用肥皂洗手。妊娠期的妇女患了淋病，又不及时治疗，可引起新生儿感染。分娩时，当新生儿通过带有淋球菌的产道时，还可染上淋球菌性结膜炎。

男性淋病患者有哪些症状

淋病多发生在性活跃期的男女青年，但任何有性行为能力者均可染上淋病。与一个淋病患者或带菌者性交后，如果感染，在 2～5 天内就会出现症状。在男性，开始表现为尿道口红肿，在尿道口有稀薄黏液或黏液脓性分泌物，但很快就发展成为黄色的脓液，由于脓液黏稠，沾着在尿道口，成为"糊口现象"，脓液也可沾在内裤上，晨起时尿道口可沾着在内裤上。患者自觉小便时刺痛，小便次数多，经常有尿意，而小便时又常有憋不住，排不尽的感觉。这种淋病性急性尿道炎的症状在男性是很突出的。由于男性的尿道长，炎症刺激明显，尿频、尿急、尿痛、尿道口流脓的症状很突出,晚间炎症对尿道的刺激使患者阴茎容易勃起,而且伴疼痛。有的患者还可有全身性的不适,如发烧、无力。患者应及时去医院检查治疗,及时、正确用药短期内即可治愈。若不治疗,经过一周后尿道炎症状会逐渐减轻,排脓也减少,但这并不意味淋病可以不治自愈,而是因为病菌向着尿道的深处发展了。

女性淋病患者有哪些症状

由于女性泌尿生殖器的特点,女性染上淋病后的症状与男性是不大相同的。总起来说,在急性期,女性淋病患者的症状常不明显。女性患者可出现尿道炎的症状,如小便次数多,尿时感到疼痛,总有尿意且憋不住,尿道口红肿,有脓液,但由于女性的尿道短,因此发生的炎症刺激症状没有男性那么重。而且女性的泌尿道与生殖道是分开的,小便走尿道,性交走阴道。不像男性小便及射精均是通过尿道,因此女性得淋病发生尿道炎的机会也比男性要小得多。女性淋病主要表现为子宫颈内膜炎,宫颈红肿,有触痛,宫颈口有脓性分泌物,患者白带增多,下腹部不适、疼痛。由于宫颈炎所造成的症状远没有尿道炎的症状明显,有的还误认为是一般的妇女病,不去医院检查治疗，而成为淋球菌的带菌者继续传播疾病。这样的卖淫妇女就将成为传染源将淋病传染给嫖客。如果男性患者的性伴侣染上此病，又不去治疗，即使男方经治疗治愈，也很容易复发。因此，若男方患了淋病，则女方性伴侣一定要去医院检查，一旦感染就应及时治疗。否则淋球菌将沿子宫颈向上蔓延，造成盆腔炎，有的可导致女性不孕。

淋病不及时治疗可造成不育等严重后果

淋病在急性期若不及时治疗，淋球菌将向泌尿生殖道的纵深逐渐蔓延。在男性，淋球菌将沿前尿道向内进入后尿道及膀胱，在后尿道处有前列腺、精囊，由此再沿输精管逆行而侵犯附睾、睾丸，造成前列腺炎、精囊炎、附睾炎等。前列腺炎急性发作时患者会出现发热、尿频、尿痛，经直肠指诊检查前列腺肿大，有压痛，有时甚至形成脓肿，有波动感，患者的尿液浑浊。发展成慢性前列腺炎时患者常感腰酸背痛，小腹及会阴部不适，晨起尿道口常有"糊口"现象。病程长的可影响性功能，引起早泄、性欲低下等。精囊炎时患者射出的精液中带有淋菌及脓液，有时可出现血精，患者的尿液终末段浑浊并可带血。附睾炎时阴囊红肿、疼痛，用手触摸附睾肿大，有明显的压痛，同时输精管增粗，触之疼痛。如不及时治疗成为慢性附睾炎，附睾变硬韧，输精管亦变硬。若两侧同时受累，造成输精管慢性炎症、阻塞，则将导致男性不育。淋病性睾丸炎是很少见的。

在女性淋球菌将沿宫颈向上进入子宫、输卵管及输卵管周围组织，造成淋菌性子宫内膜炎、输卵管炎、输卵管卵巢脓肿、盆腔炎，这些疾病统称为盆腔炎症性疾病。患者主诉下腹及下腰部酸痛不适，由于炎症造成盆腔充血及瘢痕粘连引起下腹部坠胀感及腰骶部酸痛，这种不适感在性交后、劳累及月经前后更为突出。子宫内膜炎患者会出现白带增多，月经量多；卵巢功能受损时造成月经不调。输卵管的炎症可引起输卵管各层有炎症细胞浸润，输卵管内的炎症渗出可积聚形成输卵管积水。若输卵管的炎症波及了卵巢，可以相互粘连形成炎性肿块，炎症渗出的积聚可形成输卵管卵巢囊肿。作妇科检查时子宫一侧或双侧常呈片状增厚，有压痛，当有囊肿时则可触及囊性肿物。当两侧输卵管均因炎症长期受累，则最终可因纤维化造成输卵管阻塞，卵巢排出的卵子不能经过输卵管进入子宫，患者将不能受孕，造成女性不孕，失去生育能力。

播散性淋球菌感染

淋球菌进入血液可造成全身性的感染，这常发生在月经期的女性。这是因为月经期时盆腔充血，血流十分丰富。若淋病患者未经治疗或治疗不彻底，盆腔内仍有多数淋球菌，那么淋球菌就有可能通过血行播散至全身。淋球菌进入血液循环后称为菌血症，患者突然发生高热，并且畏寒怕冷，自觉关节疼痛。几天后关节可红肿，出现积液，常发生在足部的踝关节，手腕关节、手指关节等处。同时出现皮疹，初起为米粒大的红色小丘疹，很快变为脓疱，有时中央有出血坏死，皮疹常见于四肢远端，手指关节及踝关节的附近。除了关节炎、皮疹外，播散性淋球菌感染时还可发生淋菌性心内膜炎、心包炎、肝炎、肺炎、胸膜炎及脑膜炎等。

 ## 淋病后综合征

有部分淋病患者在经过正确的治疗后，仍感到尿道或下腹部不适，称为淋病后综合征。这有三种可能，第一种可能是患者在感染淋病的同时，还感染了衣原体。据统计，约30%的淋病患者同时有衣原体的感染，由于用以治疗淋病的常用药物头孢曲松钠（菌必治）或壮观霉素（淋必治）只能杀灭淋球菌，而对衣原体是无效的；又由于衣原体在泌尿生殖道生长繁殖的速度远较淋球菌为慢，也就是说发病的潜伏期较淋病要长，因此当淋病治愈后，衣原体感染造成的尿道炎才表现出来，这时需针对衣原体性尿道炎或宫颈炎进行治疗；第二种可能性是淋病的炎症在泌尿生殖道黏膜上造成了一定的创伤，虽然经治疗炎症消退了，但炎症所造成的瘢痕并不能马上消失，这样当小便尿液通过尿道上的瘢痕时，就会感到不舒服，但这种不适是会逐渐减轻，乃至消失的；第三种可能是心理障碍，患者由于"一念之差"染上淋病后，虽然经过治疗淋病已经治愈，但自责的心理及难言之隐难以从自己的记忆中抹去，总感到尿道或下腹部不适，反复检查未能发现有其他病源菌的感染，这样的患者很可能有心理障碍，需要接受心理治疗。

儿童淋病

儿童淋病多见于2～8岁的女孩。多由于接触了被淋菌污染的物品而传染，如与患淋病的双亲共用便器、浴盆、浴巾等而间接传染。也可因性虐待直接传染。主要为淋菌性外阴炎及阴道炎的表现。外阴部的大小阴唇红肿，阴道口有脓性分泌物流出。脓液可向后流向肛门，引起肛周皮炎及直肠炎、肛周红肿，肛门有脓液，严重时肛肠部黏膜发生糜烂溃疡。大便时疼痛，大便带血，有里急后重感。当病变波及尿道时，患儿可出现小便次数多，小便时疼痛，憋不住尿等尿道炎的症状。在儿童淋病的急性期，患儿有发热等全身不适。女孩淋球菌性阴道炎上行导致盆腔炎等的可能性较成人为小。

淋球菌性眼炎

孕妇染上了淋病又未及时治疗，在分娩当胎儿经过产道时，阴道内的淋球菌可使新生儿的眼结合膜受染，患儿眼睑红肿明显，结合膜充血肿胀，有脓性分泌物，分泌物可粘住上下眼睑，而不能睁眼。如不治疗淋菌可造成角膜的炎症，严重时引起角膜穿孔，导致失明。所以孕妇染上淋病一定要及时治疗，不然不仅害及自身，也将殃及下一代。

淋球菌性眼炎也可以发生在成年人，这是患有急性淋病者大小便后没有用肥皂洗手，沾上了淋菌的手揉擦眼睛将病菌带入眼中引起的。

怀疑患了淋病应该做哪些检查

如果在不洁性交后男性出现急性尿道炎的症状，尿道口流脓，女性出现急性宫颈炎的表现，下腹部不适，脓性白带增多，应及时去医院作检查。由于急性期炎症的脓液中有大量淋球菌，取尿道口的脓液或女性宫颈口的脓性分泌物作涂片，显微镜下检查在白细胞中见到革兰染色阴性成对的双球菌就基本上可以确诊；取脓液作细菌培养可进一步确定诊断。所以说，急性淋病的诊断是不困难的。到了慢性期，淋球菌侵犯到男性的后尿道、前列腺、精囊等；在女性侵犯到子宫、输卵管等，一方面症状不像急性期时那样突出，容易与其他菌造成的慢性炎症相混淆，另一方面淋菌比较深在，数量较少，检查也较为困难，确诊需靠细菌培养。

淋病的治疗

一旦确诊得了淋病，应立即治疗。早诊断、早治疗，按照医生的医嘱正确用药。治疗应遵循及时、足量、规范的用药原则，并根据不同的病情及本地区淋球菌耐药情况和患者的反应，选用不同的治疗方案，同时对性伴作检查或治疗。并在治疗后进行随访和复查，以保证治愈，消灭传染源。淋病治疗方案的选择受多种因素的影响，而且随着时间的推移，耐药菌株感染比率增加和新药不断开发，不同时期、不同地区治疗方案也在不断变化。目前治疗淋病最常用、最有效的药物是头孢曲松钠（菌必治，头孢三嗪）。确诊后只要肌内注射一针就可以了。在治疗期间应避免性生活。

有的人患了淋病，羞于去医院治疗，而去找街头游医或"电线杆医生"。他（她）们担心去大医院看病不能为其保密，还会通知单位……这种担心是没有必要的，性病患者允许匿名，医务人员有义务保护患者的隐私，医院作必要的记录、登记，是为了了解性病的发病情况，从而更好地制定防治对策。街头游医大多没有受过正规的训练，更无必要的检查设备，治疗用药带有很大的盲目性。更有甚者任意欺诈患者，收取高额的费用，而患者常因"难言之隐"，吞下苦果，结果是既花了不少钱财，又没得到正确的治疗。

有的人患了淋病，以为药用得越多越好，越贵越好。明明口服药可以治好的，一定要打针，明明一针可以治好的，总要求多打几针，有的甚至五针、十针的用药。这是不对的。过量用药，过度治疗不但无利，而且有害。应该知道，机体并不是绝对无菌的，在口腔、肠道、皮肤、外阴等部位正常都寄生有微生物，它们与机体和平共处，共同保卫着机体大门不受致病菌的侵扰。如果过度、超量使用抗生素，将正常菌丛消灭了，与机体间失去了正常的平衡，这时有些细菌就会生长繁殖，出现新的疾病。譬如，滥用抗生素的后果之一是造成尿道或阴道中真菌的滋生，发生念珠菌性尿道炎或阴道炎，增加了治疗的复杂程度。后果之二是容易诱发耐药菌株的出现，使这些细菌今后更难对付，治疗更加困难。

如果用了有效药物治疗后，仍有下腹部不适，尿淋漓不尽，则应检查：①是否发生了深部组织的感染，如前列腺炎、盆腔炎等；②是否合并了其他感染。应去医院作进一步的检查，查明原因，对症下药，而不是盲目的长期应用抗生素。

淋病患者的配偶一定要去医院作检查

要提醒淋病患者，您的配偶或性伴侣一定要去医院作检查，特别是夫妻双方中的女方，如果丈夫外出染上了淋病，又未及时治疗，就很可能传染给妻子。由于女性淋病多数是表现为宫颈内膜炎，感到下腹部不适、白带增多，而不是尿频、尿急、尿痛、尿道口流脓等尿道炎症状，常常不去医院就诊。丈夫多数隐匿在外的风流史，这样妻子就可能成为无辜的受害者，感染了淋病，而没意识到。这样会产生两个后果，首先淋菌将有可能沿宫颈管上行至子宫内膜、输卵管等部位，造成慢性的盆腔感染；其次成为带菌者，使男方反复受到感染出现尿道炎的症状。有的男性患者得了淋病，经过治疗，但不久又复发，一个重要原因是女方有淋病而没有治疗。因此夫妻双方的任何一方染上了淋病，另一方一定要去医院作检查。

淋病能根治吗？为什么治疗后仍有症状

淋病是能够根治的。应该是早发现、早诊断、早治疗。淋病的主要表现是尿道炎（男性）或宫颈炎（女性）。诊断依靠不洁的性接触史、典型的临床表现及病原学证据（即涂片或培养有淋球菌）。在男性患者，因为尿道炎的症状明显，淋病的诊断比较容易。但在女性患者，由于症状不明显，如果不作病原学检查，可误诊为盆腔感染等一般的妇科病，从而延误治疗。

有时，患者在经过有效治疗后，效果不理想，仍有临床症状，患处分泌物检查仍能检出淋球菌，此时应考虑以下情况：

1）合并衣原体性尿道炎：是最主要的原因，也是淋病治疗后遗留最困难的问题，尤其是治疗后症状、体征曾一度完全消失,之后又发生不适,即淋病后尿道炎。此时应作衣原体的检查和治疗。

2)有合并症:这可能是淋病治疗不彻底或复发的主要原因,如按单纯性淋病治疗,则治疗时间和药物剂量不足。所以治疗前应作详细全面检查,如女性患者应作盆腔双合诊检查。检查输卵管和卵巢。这些患者症状常不明显,但反复发作。

3)再接触感染:患者的性伴侣没有同时得到诊治。尤其是女性,如前所述,由于症状不明显,未予治疗而处于带菌状态。有报道淋病患者78%(90/130)的女性配偶阴道内可查到淋球菌;46%(7/15)的男性性伴尿道内可查到淋球菌。

4)实验室结果假阳性:主要是检查方法不标准、不规范,或者标本受到污染(如PCR检查)。有报道未做淋球菌培养的女性患者,阴道涂片革兰染色假阳性率可以高达58.5%!在培养结果中,如仅观察菌落形态和涂片染色,还可能有部分假阳性,因为还要与布兰汉菌、摩拉菌、不动杆菌等相鉴别。因此必要时还需做生化试验和其他检查(如单克隆抗体检查)才能确诊,以避免假阳性。

5)淋球菌耐药:可改用其他方案治疗或按药物敏感试验结果选用敏感抗生素。

6)药品质量有问题或药品过期,存放条件不符合要求等。

隐匿的性病——非淋球菌性尿道炎

非淋球菌性尿道炎

有些淋病患者经过正规治疗后仍有尿道炎的症状，尿道口虽然没有了脓液，但仍有稀薄的分泌物。出现这种现象最常见的原因是患者在染上淋球菌的同时，也染上了其他菌的感染，造成非淋菌性尿道炎。

造成非淋菌性尿道炎最常见的病原体是衣原体。目前将衣原体所引起的非淋菌性尿道炎称为衣原体性尿道炎。此外，念珠菌、阴道毛滴虫等引起性尿道炎也是常见的，在我国，近年来非淋球菌性尿道炎的发病人数明显增多，应引起我们的高度重视。

非淋菌性尿道炎主要发生在性活跃期的男女青年。在性病门诊，以青年男性患者居多。非淋菌性尿道炎可引起附睾炎，前列腺炎等合并症，可导致男性不育，女性不孕等严重后果。

非淋菌性尿道炎有哪些症状

与淋菌性尿道炎相比，非淋菌性尿道炎有两个特点：一是发病慢，症状轻。在不洁性交后，要经过1~3周的潜伏期才出现非淋菌性尿道炎的症状，而不像淋病那样，只需3~5天就出现症状。二是非淋菌性尿道炎的症状较淋病要轻，在男性典型表现为尿道有刺痛或烧灼感，伴有轻至中度的尿急、尿痛及排尿困难，尿道口有些红肿、有稀薄的分泌物。早晨首次排尿时可因分泌物成糊状封住了尿道口，在内裤上也常可见到自尿道口逸出的分泌物。检查时，沿尿道口方向挤压阴茎，可挤出少许黏液性分泌物。需要指出的是约1/3男性患者症状不明显，甚至无症状。男性主要的合并症是附睾炎，患者附睾肿大，触之疼痛。附睾炎常为单侧性，有时同侧的睾丸亦发生炎症，阴囊肿胀疼痛。炎症使输精管增粗，如不及时治疗，那么反复发作可因炎症发生纤维化，导致输精管堵塞。若双侧堵塞可造成男性不育。

前列腺炎是又一个常见合并症。急性期时，前列腺红肿充血。肿大的前列腺压迫尿道使患者出现排尿困难，尿流变细、中断，尿时疼痛等不适。检查前列腺有明显的压痛，取前列腺液检查可见有多数白细胞。临床上更多见的是慢性前列腺炎，患者经常感到下腹部、会阴部不舒服，有重坠感，有时尿道口有少许分泌物。

衣原体是引起非淋菌性尿道炎的主要病原菌

由衣原体感染所造成的尿道炎称为衣原体性尿道炎，是一个常见的性传播病。衣原体有15个血清型，它可以引起不同的疾病。血清型D至血清型K是造成衣原体性尿道炎的主要病原体。血清型A、B、C则可引起沙眼，血清型L_1、L_2及L_3可引起性病性淋巴肉芽肿，后者在我国较为少见。

泌尿生殖道感染衣原体后，衣原体在尿路上皮细胞或宫颈管上皮细胞内大量增殖，引起尿道炎或宫颈炎的症状。在细胞内大量增殖的衣原体，以原体的方式释放出来，存在于尿道或阴道内。当有性活动时就可以传染他人。患了衣原体性尿道炎（宫颈炎），男性患者的症状远比女性患者要明显，因此在医院见到的衣原体性尿道炎绝大多数为男性。患者的爱人或性伴可能患有衣原体宫颈炎，因症状不突出不来治疗，结果是男方经过治疗治愈不久又复发，有的人反复治反复犯，因此当夫妻双方一方患了衣原体性尿道炎，另一方应去医院检查，必要时应同时接受治疗。

衣原体性宫颈炎

女性泌尿生殖系统感染了衣原体，除了出现尿道炎的症状外，更多见的是宫颈炎。主要表现为白带增多，下腹部不适，有时外阴瘙痒，检查时宫颈口有程度不等的红肿，有炎性分泌物。此时以宫颈拭子检查，常能检出有衣原体的感染。如果不治疗，任其生长繁殖，那么衣原体就可以沿宫颈管上行至子宫、输卵管及其附近组织，造成输卵管炎或附件炎、盆腔炎。急性输卵管炎时患者可发烧、下腹部疼痛，妇科检查宫颈有推举痛，输卵管有明显的压痛。慢性输卵管炎时患者常感到下腹部不适，可出现月经异常，腰痛等症状。若不治疗，慢性炎症可使双侧输卵管堵塞，造成不孕症。衣原体感染还可造成异位妊娠、流产、死产等。

需要指出，女性泌尿生道感染了衣原体，大部分人可以没有症状或症状很轻，譬如说仅白带多一些，认为是一般的妇女病，不去治疗。因此女性常成为衣原体的携带者，与异性发生性关系后传染给对方。如果卖淫妇女宫颈、阴道内有衣原体，就可能会传染给嫖客，而嫖客又将衣原体传染给其他性伙伴，造成疾病的蔓延。因此有不洁性行为者应去医院作检查，有否染上非淋菌性尿道炎或宫颈炎，一旦发现有衣原体的感染就应该及时治疗。

生殖道衣原体感染的诊断标准与治疗

衣原体引起的疾病范围广泛，可累及眼、生殖器和其他脏器，也可以导致母婴传染。它的诊断依赖于：（1）流行病学史：如有多个性伴、不安全性行为、性伴感染、新生儿感染者的母亲有沙眼衣原体感染史；（2）临床表现：男性尿道炎症状，如尿痛、尿道不适、尿道内瘙痒、尿道口异常分泌物；有些人甚至出现附睾炎症状，如附睾部位疼痛、附睾肿大、触痛。女性出现宫颈炎症状，如阴道分泌物异常、非经期或性交后出血；尿道炎症状，如排尿困难、尿频、尿急；盆腔炎症状，如下腹坠痛、阴道异常出血、阴道分泌物异常、下腹压痛；（3）实验室检查：衣原体检测阳性；（4）排除其他可能原因，如淋菌感染。

衣原体感染的治疗可选用四环素类的药如多西环素、米诺环素；也可选用大环内酯类的药如阿奇霉素、罗红霉素、克拉霉素、交沙霉素；还可选用喹诺酮类药物如左氧氟沙星、司帕沙星等。一般服用一个疗程（7～10天）的推荐药物，临床症状都能有所缓解。麻烦的是只是化验发现衣原体阳性，而临床症状不明显或根本没有症状的患者，有的人化验结果还不断变化，一会阳性一会阴性，或这个医院阳性那个医院阴性，搞得医生及患者无所适从。这种情况不应该过分治疗，而应定期到正规大医院或性病防治所去作检查，并注意临床症状的变化，作动态观察比较合适。

泌尿生殖道的支原体一般并不致病

不少患者常常拿着支原体阳性的化验单来到医院，要求治疗。支原体阳性说明了什么？这得首先从支原体说起。在人的泌尿生殖道可以查到三种支原体，它们是解脲脲原体、生殖支原体及人型支原体，其中绝大多数为解脲脲原体。患者所查的支原体阳性一般是指解脲脲原体阳性。解脲脲原体有 A、B 两群，14 个血清型，对解脲脲原体的致病性目前尚未完全搞清。目前认为，多数血清型可能是正常的寄生菌，它们寄生在泌尿生殖道，一般情况下并不致病，少数为条件致病菌，即只有在一定条件下，如机体抵抗力下降，菌群紊乱时才增殖导致疾病，只有个别血清型才是致病的。

解脲脲原体在健康已婚女性的宫颈上皮细胞中常常可以检出，检出率可以达到 50%～80%，也就是说在超过一半，甚至三分之二的健康已婚女性中可查到有支原体，说明在多数情况下，它是一个正常的寄生菌，并不致病。所以对女性，在泌尿生殖道查到支原体大可不必惊慌。

❓ 支原体阳性说明什么？

研究发现，青春期前的男孩泌尿道很少有支原体寄居（0~2％），而女孩中有8％~22％携带支原体。有性行为后，支原体的检出率有所增加。无症状的成年女性中的人型支原体检出率约18％，解脲脲原体为57％。而在成年男性中解脲脲原体检出率亦达14％。所以多数健康已婚妇女的宫颈上皮细胞中寄生有解脲脲原体，为正常携带者。如果无自觉不适，同时妇科检查无异常发现就不必治疗。但在以下情况则需接受进一步的检查与治疗：①本人或爱人有不洁性交史；②有尿道炎的症状如尿频、尿痛、排尿困难，或阴道分泌物增多，检查宫颈口有炎性分泌物；③下腹部不适，腰骶部疼痛，妇科检查附件有压痛。以上情况表明患者有可能染上了由支原体引起的非淋球性尿道炎，需要接受治疗。

如何确诊患了非淋菌性尿道炎（宫颈炎）

根据在泌尿生殖道中查到衣原体等致病菌。由于衣原体很小，显微镜下难以发现，加之生长的条件很高，很难培养，因此以往诊断主要靠排除法。即出现尿道炎或宫颈炎的症状，涂片中有一定数量的白细胞，但没有找到革兰染色阴性的双球菌，培养无淋球菌生长，即可诊断为非淋菌性尿道炎。近年来，科学技术的进步，分子生物学技术的出现可以采用免疫酶标记等方法来检测衣原体及支原体，同时体外培养也已获得成功，目前这些先进的诊断技术在不少医院及性病防治中心均已开展。

在检查时，需要用细消毒棉棒自尿道或宫颈管内取材。这是因为衣原体需要在细胞内才能生长，它存在于尿路的上皮细胞或宫颈管上皮细胞内，需将细的棉拭子伸入男性尿道内2～3公分及女性宫颈口内1～1.5公分转动数下，以取得一定数量的上皮细胞供检查病原体或培养用。对于男性患者，作此检查前应能憋尿3～4小时，这样可提高检出的阳性率。对于女性患者，医务人员从宫颈管取材前，应先以棉球将宫颈口的分泌物擦去。患者在检查前2～3天内，不应有房事。

大约三分之一的淋病患者,在染上淋球菌的同时,也会染上衣原体,因此在作淋菌检查时,应同时作衣原体检查。

 非淋菌性尿道炎的治疗

许多抗生素如四环素、红霉素、多西环素(强力霉素)等均可有效地杀死衣原体或支原体。近年来新合成的阿奇霉素具有抗菌力强、用法简单(口服)的优点,是目前主要选用的药物。

有的患者症状持续存在或反复发作,服药后症状减轻或消失,但停药不久尿道炎症状复又出现,最大的可能是患者的性伴侣没有治疗,而她(他)很可能是无症状的带菌者。因此,夫妻双方有一方患病,应该同时接受治疗。

有的淋病患者治疗后虽然尿道炎症状明显减轻,但仍经常感到小腹部及会阴部不适、酸胀、隐痛、尿道口时有稀薄的分泌物,应检查有否同时感染了衣原体。若没有条件作病原体的检测,则可按非淋菌性尿道炎治疗。

有的时候患者虽然经过治疗,但仍经常感到尿道、会阴、小腹等部位不适,这时可以考虑:(1)病原菌虽然杀灭,但原先炎症造成的黏膜损伤仍需一段时间才能完全修复;(2)正常菌群失调:主要是反复大量或长期使用广谱抗生素的患者。当性病病原体检查阴性,而尿道、宫颈分泌物、前列腺液中仍可查到白细胞,并在尿道或阴道中培养出条件致病菌,则应考虑正常菌群失调;(3)性病恐惧症:当病原体检查阴性,尿道、宫颈分泌物、前列腺液中也没有白细胞,但患者仍有许多不适,而且许多症状与性病无关,如失眠、头痛、心悸、气短、手哆嗦、出汗、脸上一阵阵发热等,在排除其他疾病的情况下,要考虑性病恐惧症。对性病恐惧症的患者,主要应给予心理、暗示治疗,必要时给予三环类抗抑郁药物如多塞平、阿米替林或安定等精神药物治疗。解决问题不能一句话"你没事"了之,要因势利导,多与患者交谈,开导患者,纠正种种对于性病不正确想法,解除思想负担,逐渐消除对性病的恐惧心理。

有非淋菌性前列腺炎吗

没有这种诊断名词,但非淋菌性尿道炎可以合并前列腺炎。事实上,慢性前列腺炎可能是顽固非淋菌性尿道炎治疗最困难的原因。做前列腺液检查,如果前列腺液涂片,每高倍显微镜中白细胞数目超过10～15个(10～15个/Hp),卵磷脂小体明显减少或消失或有成堆倾向，即可诊断为前列腺炎，最好能做病原体检查，包括衣原体和其他一些少见或条件致病菌。由于解剖学和病理学两方面的原因，改用其他较易弥散进入前列腺的药物治疗，如可以服用前列康、黄酮哌酯等改善前列腺炎症状的药物。会阴部热水坐浴、理疗对慢性前列腺炎有辅助治疗作用。但必须指出的是尿道内插管，进行前列腺灌注，这种治疗方法是违背传染性疾病处置原则的。往尿道内插管，可以使本来位于前尿道的病原体通过插入的尿管而带至深处，造成病原菌的扩散；同时男性尿道的黏膜上皮是很脆弱的，插入尿管的过程可造成尿道上皮的损伤；再则，前列腺灌注可以破坏泌尿生殖道内正常的菌群等弊病。我们不主张作这种治疗，国外也没有这种治疗的相关报道，事实上，有的医生故弄玄虚，这种治疗成了小医院生财的一种方式。

淋菌性前列腺炎是极为少见的。男性患了淋病，由于症状较为明显，一般都能得到及时治疗，使用有效药物，淋球菌很容易被杀灭，因此淋病后病菌发展到前列腺导致淋菌性前列腺炎是极为少见的，临床上我们从未诊断过一例。我们所遇到一些在外地诊断为淋菌性前列腺炎，反复治疗不愈到我院求治的患者最终都排除了淋菌性前列腺炎的诊断。

为什么有的人得性病总是治不好

为什么有的人得了淋病、非淋菌性尿道炎后1~2年，还总是不觉得好呢？主要原因有：

1. 治疗不当：包括药物选择和用药方法不当。例如使用了耐药药物，如用青霉素治疗淋病，或不恰当药物，如用大观霉素治疗非淋菌性尿道炎，或未使用长效青霉素治疗梅毒等。

2. 配偶/性伴未及时治疗：造成双方反复感染，也就是常说的"乒乓球式感染"。

3. 未遵医嘱用药：自行减药、停药或更换药物，酗酒、进食辛辣食物、不节房事等。

4. 有合并感染：例如淋病合并衣原体感染，细菌感染造成非特异性尿道炎等。

5. 感染性病后，由于治疗不及时、不彻底，加上机体抵抗力下降可使感染蔓延，引起前列腺炎、附睾炎、盆腔炎等疾患。

6. 尿道黏膜炎症性损害：如水肿、增生尚未恢复，或局部神经受牵拉出现症状，总觉局部不适。

7. 心理负担过重：多见于反复发作的淋病和非淋菌性尿道炎患者，心理负担较重，患上了前面讲过的"性病恐惧症"。特别有一定文化的，自己查书，容易"对号入座"，由于了解不少专业知识，越查书越紧张,整天顾虑重重,即使已经治好了,还觉得有各种各样的不适感,如腰酸背痛、下腹隐痛、会阴坠胀、阴囊抽痛、大腿潮湿、皮肤瘙痒、头昏无力及关节疼痛等。症状时有时无,时轻时重,但医生检查并无明显体征,各项化验也正常。引起这种情况的原因,可能是患者因为得病后的精神紧张使自主神经功能失调,或炎症后的恢复过程,并不是疾病没有治好。如果经过多次体格检查及化验检查均正常,就不必担心,应适当转移注意力,加强营养与锻炼,或服用一些中药调理一下,会慢慢好起来的。

第5章

容易复发的性病
——尖锐湿疣

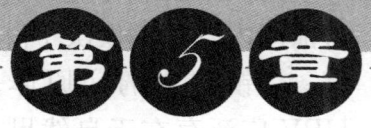

尖锐湿疣又称为性病疣,它是由病毒引起的,为目前国内发病率仅次于淋病的常见性传播病。

尖锐湿疣的病原体是人乳头瘤病毒(HPV)。HPV广泛存在于自然界,目前已知有100多个不同的亚型。有的亚型如HPV 2型,4型引起寻常疣,俗称刺猴,是很常见的;有的亚型如HPV 3型,10型引起扁平疣,这是一种多见于青年人面部及手背具有轻度传染性的疣。引起尖锐湿疣的HPV亚型不同于寻常疣及扁平疣,尖锐湿疣主要由HPV 6型、11型、16型、18型及33型等所引起。其中16型、18型HPV所引起的尖锐湿疣与生殖器癌、主要是女性宫颈癌的发生有关,近年来引起了广泛的关注,正展开深入的研究。

尖锐湿疣是如何传播的

尖锐湿疣主要通过性接触传染。引起尖锐湿疣的人乳头瘤病毒在湿热的环境中易于生存,因此外阴部的上皮细胞就成为它们一个很好的栖息地,特别是有包皮过长的男性及盆腔有炎症、白带过多的女性,如果有不洁的性行为,就容易染上尖锐湿疣。尖锐湿疣多见于18～35岁的中青年,在我国尤其多见于流动性大的人群中,如长途汽车司机、个体商贩、推销员等，一则经常走动，个人卫生较差，更重要的因素是性生活的不规范，有婚外或婚前性行为，或有多个性伴侣，我们称之为性病高危人群。在性病高危人群中，性病的发生率包括尖锐湿疣的发病率较高，而且容易蔓延开来。据我国资料表明，1987年尖锐湿疣在人群中的发病率是2.2/10万例，到了1990年已剧升到22.97/10万例，4年中发病率上升了10倍，从最近的资料看近年来的发病数还在上升，但由于存在大量漏报而无法得到确切的发病人数。因此做好尖锐湿疣的防治是摆在医务工作者面前一个亟待解决的课题。

除了通过性接触传播外，少数病例可通过间接接触了尖锐湿疣患者所污染的物品，如内裤、浴盆、毛巾等而被传染。如果孕妇有尖锐湿疣，在分娩时当胎儿通过产道时也可被传染。

如何辨认尖锐湿疣

人乳头瘤病毒（HPV）只能寄生在人的上皮细胞内才能生存，增殖。引起尖锐湿疣的HPV寄生于泌尿生殖道的上皮细胞内，使上皮细胞增生，隆起成为疣状。

尖锐湿疣主要通过性交传染，最常发生在双方性器官接触最频繁、最容易出现轻微损伤，从而使病毒最易入侵的部位。在男性依次多见于冠状沟、包皮系带两侧、包皮、龟头及尿道口；女性依次多见于阴道后联合、阴道口、大小阴唇，也可见于阴道及宫颈。此外，肛门周围也是尖锐湿疣的好发部位。

染上尖锐湿疣病毒后，经过短至3周，长者半年余的潜伏期后发病。最初为淡红色柔软的小丘疹，芝麻粒至绿豆粒大小高出皮肤或黏膜的表面，它缓慢增生，表面颗粒状高低不平，成为乳头状的赘生物，继续增大呈花生米大小，有的可相互融合成菜花状、鸡冠状。疣状增生物的基底常较细，成为蒂状，而表面则凹凸不平，成分叶状，犹如一颗菜花，上粗下细。疣的表面常有分泌物，有臭味。我们曾见到外阴部尖锐湿疣的疣体达拳头大小，表面有污秽的分泌物。巨大的尖锐湿疣由于走路及性生活时的摩擦或疣体内供血不足可发生糜烂溃疡，外观酷似癌肿，取小块组织检查则表明是良性的。但如果不治疗，则最终可能演变为鳞状细胞癌。

尖锐湿疣可以单发也可以多发。初发时的数量少，若不治疗，则疣体数量逐渐增多，体积逐渐增大，给治疗带来困难。发生在肛门周围，由于臀间的摩擦，病损常常呈大片状，或呈扁平的疣状或呈表面有多数乳头突起的菜花状，由于继发感染常有恶臭。

尖锐湿疣患者一般无自觉不适，偶尔因炎症刺激而有瘙痒不适。疣体大时可产生压迫感。性交时疣体可出血。

假性湿疣及阴茎珍珠样丘疹

这是两种容易误诊为尖锐湿疣，实际上是正常存在于外阴的颗粒状物。假性湿疣见于女性。在小阴唇内侧有多数粟粒大、淡红色的小丘疹，它们为鱼卵状均匀的散布在小阴唇黏膜的表面，有的呈细长突起而使表面呈绒毛状，所以又称为绒毛状小阴唇。这种绒毛状小阴唇可见于青春发育后的女性，是正常现象，完全不必做治疗。由于它可以被误认为是尖锐湿疣，因此称为假性湿疣。假性湿疣与人乳头瘤病毒感染毫无关系，根本就不是尖锐湿疣，不是性病，也不具有传染性。我们曾多次见到将假性湿疣误诊为尖锐湿疣的情形，给当事人，尤其是未结婚的青年女性带来了沉重的思想压力及许多不必要的麻烦。

假性湿疣在少数情况下，可因阴道白带、外阴炎症的慢性刺激造成，在这种情况下，应治疗外阴炎，作妇科检查，针对所存在的妇科疾病作相应治疗。

阴茎珍珠样丘疹见于男性，为沿龟头冠状沟排列的，粟粒大皮色或淡红色小丘疹，彼此孤立不融合，在阴茎勃起时丘疹变得更为明显。它们长期存在，既不增大也不会消失。阴茎珍珠样丘疹可见于青春发育后的男性，是完全正常的，无需治疗。阴茎珍珠丘疹被误诊为尖锐湿疣的原因之一是尖锐湿疣在初起时也表现为淡红色，白色粟粒大的小丘疹，单个损害的形态与阴茎珍珠样丘疹相似。但尖锐湿疣开始时仅1~2个，而阴茎珍珠样丘疹一出现就是沿冠状沟均匀规整排列的多数小丘疹；其次尖锐湿疣会不断增大，增多，表面呈疣状或乳头状，而阴茎珍珠状丘疹出现后就不会发生变化，因此是不难区分的。对一时难以判明性质、发生在龟头冠状沟的丘疹，可以观察1~2个月，看看是否有变化；必要时，可取下一个丘疹作组织病理学检查。

尖锐湿疣的亚临床感染是怎么回事

亚临床感染是指外阴部染上了引起尖锐湿疣的人乳头瘤病毒，病毒已经侵入上皮细胞，并已造成细胞的增生。取下一小块组织在显微镜下已经能看到上皮细胞的增生，受侵细胞内有了异常的改变，但用肉眼观察受染的皮肤或黏膜，尚看不出有何变化。由于用肉眼看不到，所以常常被忽略，亚临床感染是造成治疗后复发的原因之一。

有的人虽然染上了尖锐湿疣病毒，由于身体抵抗力强，病毒并不能增殖，而潜伏在细胞内，处于亚临床感染状态。这就像有一颗定时炸弹埋在细胞内，一旦机体抵抗力下降，病毒得以复制，增殖，临床上就会出现尖锐湿疣的增生性损害了。

亚临床感染是可以被辨认的。最常用的是以3%至5%浓度的冰醋酸溶液涂于患有尖锐湿疣者的外阴部，也可用以3%至5%冰醋酸液浸湿的纱布敷在外阴部如男性的龟头或女性的阴唇，3分钟后揭去纱布，这时尖锐湿疣的损害呈白色清晰可见，亚临床感染的区域呈均匀一致境界清楚的变白区而容易被识别，称为醋白试验。如果用阴道镜或放大镜观察会更清楚。这个简便易行的方法患者本人也可以做，特别在第一次用外用药治疗前，先以3%醋酸液涂布或湿包，以辨认出尖锐湿疣及亚临床感染的部位，使上药部位更正确，这对减少复发是很有帮助的。

尖锐湿疣病毒的携带者是一个重要的传染源

有的人染上了尖锐湿疣病毒，既不发病也不成为亚临床感染，而是机体上皮细胞与尖锐湿疣病毒处于共处状态，称为携带者。女性阴道容易成为藏污纳垢的场所，也可成为尖锐湿疣病毒的寄居地。我们曾去劳教所对有卖淫行为的妇女作检查，发现阴道分泌物中尖锐湿疣病毒的携带率达45.5%，与之发生性关系的嫖客染上尖锐湿疣的可能性就很大。在这样的人群中，性病包括尖锐湿疣的播散速度是很快的。卖淫妇女的阴道作为淋菌、衣原体、人乳头瘤病毒等的栖息地，除造成阴道分泌物多些外，可以无症状，因此成为性病重要的传染源。

? 尖锐湿疣与癌症的关系

造成尖锐湿疣的人乳头瘤病毒（HPV）有好几种不同的亚型，常见的是6、11、16、18及33型。其中有的仅引起上皮细胞的良性增生，为HPV6型、11型，称为低度危险型（低危型），有的可引起上皮细胞的恶性增生，如HPV11、16型，称为高度危险型（高危型）。引起尖锐湿疣的病毒绝大部分为HPV6型及11型，它们造成外阴、肛周的疣赘状增生。HPV16型及18型的感染较为少见，有的学者经研究发现，HPV16及18型感染所造成的上皮增生不是成疣赘状，而是成斑块状或斑片状，尤其是发生在女性宫颈的感染。以3％冰醋酸液外涂宫颈，HPV16型及18型感染的区域成为白色的斑。宫颈上皮受到高危型HPV感染后在经过多年、数十年后可发展成癌。对宫颈癌患者切除下来的癌组织作检查，约90％以上可发现有HPV的感染。当然，宫颈癌的发生是一个复杂的过程，很可能是多因素刺激的结果，但HPV在上皮细胞内寄生，复制过程中，它的

DNA可以整合到人上皮细胞的核心物质DNA中，以致使基因发生突变导致细胞的恶性增生是宫颈癌发生的因素之一。高危型HPV的感染也可以使一些最初呈良性增生的尖锐湿疣在数年后发生癌变，医学上称为鲍温样丘疹病的就是发生在外阴部的一个原位癌。鲍温样丘疹病可见于男性或女性的外阴部，为褐色或褐黑色扁平的丘疹，单发或多发，一般无自觉不适，但这是一个癌前期病变，如不治疗，慢慢可演变成皮肤癌，因此应积极治疗。

妇科检查发现HPV感染后怎么办

在外阴部或生殖道内发现异常赘生物的按尖锐湿疣处理，单纯HPV阳性及宫颈细胞学有变化的患者应定期去医院检查、随访。一般情况下HPV引起的宫颈细胞学变化是一过性的，一部分感染在12至36个月后，随着机体免疫系统自身净化机制的建立，机体能自行清除病毒。发现高危型HPV感染，应定期作阴道镜和宫颈细胞学检测。发现非侵袭性上皮内增生，一般采取表浅切除的方法，如冷冻、激光、电烧。也可作宫颈管的锥形切除。分子流行病学调查：HPV在人类泌尿生殖道及肛周的感染十分常见，而且通常具有自限性，是否发展成尖锐湿疣，甚至恶性肿瘤取决于多种因素。我们目前能做到的是去除肉眼所见疣体,通过调节宿主细胞免疫间接抗病毒治疗(包括外用干扰素软膏、咪喹莫特软膏),尽可能的随访足够长的时间。

? HPV 疫苗

性活跃的妇女及男人在一生中都会感染一到多种的生殖道 HPV 病毒类型。大多数 HPV 感染者都可以自发清除其感染的 HPV,而不会出现任何继发病症,只有持续性 HPV 感染才与宫颈病变密切相关。约 80% 的宫颈癌与 4 种类型(16、18、31 型和 45 型)的 HPV 感染有关,其中,50% 的宫颈癌与 HPV16 感染相关。HPV 的致癌机制如下:HPV 感染后,多数 HPV 被机体免疫细胞清除,少数可持续感染,整合入宿主基因组中或游离于细胞核中,导致 HPV E6、E7 蛋白过表达,通过影响 P53 及 PRB 蛋白的转录与表达,造成细胞增殖异常,从而引起宫颈癌。2006 年 6 月 29 日,美国疾病控制和预防中心(CDC)建议:女性应于 11~12 岁接受 HPV 四联疫苗的注射接种,其他推荐使用疫苗的人群还有 13~26 岁没有接种过该疫苗的女孩,以及阴道涂片检查异常、有生殖器疣或者其他状态的人。目前,预防性的HPV疫苗主要包括四联和二联两种。采用酵母菌转表达的病毒L1蛋白的四联疫苗，对持续存在的HPV感染100%有效。二联预防性疫苗采用杆状病毒表达制备，同样对持续存在的HPV感染100%有效，有效性可维持4.5年。疫苗可明显减少下一代人的宫颈癌发病率，今后需广泛推广疫苗的应用。

目前尚未听说中国有售卖这种疫苗，而且并不是接种了疫苗就能保万无一失，关键还要看人自身的免疫功能，更不意味着接种HPV疫苗后就可以鼓励性行为，此外HPV疫苗理论上对尖锐湿疣有预防作用，但治疗作用如何，在男性中的应用效果如何都没有临床资料。

尖锐湿疣与扁平湿疣

尖锐湿疣与扁平湿疣都是性病，但是两个性质完全不同的性病。尖锐湿疣是由人乳头瘤病毒引起，扁平湿疣则由梅毒螺旋体引起，是二期梅毒一个具有特征性的皮肤表现。尖锐湿疣是发生在外阴部皮肤黏膜上的疣赘状新生物，而扁平湿疣则是多见于肛门周围炎症性的扁平丘疹，由于表面湿润，有炎性分泌物而称为扁平湿疣；取病变组织作病理学检查，在显微镜下尖锐湿疣的上皮呈乳头瘤样增生，在上皮内可见特征性的凹空细胞，有时在细胞质内还可见到病毒所致的变性颗粒，用原位杂交技术可显示细胞内有人乳头瘤病毒，扁平湿疣的上皮呈银屑病样增生，真皮内有多数浆细胞浸润，以特殊的嗜银染色可以在表皮内见到致病的螺旋体。此外，取患者的静脉血作检查，扁平湿疣患者血中可查到梅毒螺旋体的抗原或抗体，而尖锐湿疣患者血中则查不到。这两个病的治疗方法也迥然不同。

尖锐湿疣的治疗

在不洁性交后，在外阴部或肛门周围、肛管出现疣赘状的新生物而无明显的自觉症状，很可能是患了尖锐湿疣，应该及时去医院检查确诊。

对于尖锐湿疣，目前全世界都没有"特效"的根治方法，医疗广告中"确保根治"的说辞都不能相信。在选择治疗方案时以有效、简便、安全、不引起瘢痕为基本原则，并坚持治疗。

尖锐湿疣有许多不同的治疗方法，一般来说做局部治疗就可以了。常用的局部治疗有液氮冷冻及二氧化碳激光、微波治疗，前者是采用很低的温度将尖锐湿疣的疣赘状新生物"冻死"，脱落。二氧化碳激光是利用激光所产生的高能量集中到疣体上将其破坏，是一个简单、有效、较为普遍采用的方法，微波治疗是利用电磁波的热灼作用，达到清除疣体，是一种新的治疗手段。

目前用以治疗尖锐湿疣的外用药有很多，原理不外乎两个，一个是具有强烈腐蚀性的药物，涂到疣体上后使组织坏死脱落，如30%～50%的三氯乙酸溶液，这类药物如果涂到正常皮肤黏膜上，同样可造成化学烧灼，有时可以是很严重的，因此一定要由医护人员掌握使用，患者本人不宜使用；一个是具有抑制细胞生长作用的药物，涂到疣体后抑制了上皮的增生，渐渐疣体脱落消失，常用的有鬼臼毒素、足叶草脂、5-氟尿嘧啶等。目前市面上还有一些从中药中提取成分配制成的药膏或药液，作用方式不外上述两种。不管用何种药物，都应该在医务人员的指导下使用。

近年来，还研制了一类新的外用药物，主要是通过激发皮肤局部的免疫细胞，通过产生的各种细胞因子达到清除疣体的目的。常用的有干扰素制剂、咪喹莫特凝胶等。

 ## 鬼臼毒素酊是一个十分有效的外用药

鬼臼毒素酊是目前在世界各国普遍采用的治疗尖

锐湿疣的外用药，常用的浓度是 0.5%。由于它治疗尖锐湿疣安全、有效，用药方法简单，患者可以自己上药，因此被世界卫生组织推荐为治疗尖锐湿疣的首选药物。我国在 1992 年研制成功，目前在药店里能买到的疣脱欣、疣克就是国产的 0.5% 鬼臼毒素酊。

鬼臼毒素酊的使用方法是每天在疣体上涂药 2 次，即早上 1 次，晚上 1 次，连续用药 3 天，约有一半患者在用药 3 天后疣体即可脱落。如果疣体未脱落，则停药 4 天后再连续用药 3 天，根据国内 2000 例的临床用药观察，约一半患者在用药 1 周后治愈，3/4 患者在用药 2 周后治愈，用药 3 周 90% 的患者可治愈，所以说鬼臼毒素酊是治疗尖锐湿疣一个很有效的药物。鬼臼毒素酊外用治疗尖锐湿疣也有一些副作用，一个是组织水肿，特别是有包皮的男性患者，用药后可以造成包皮、龟头明显的水肿，此时应减少用药次数，或暂停用药；一个是用药后疣体脱落的过程中会感到疼痛，疣体脱落后局部有些糜烂，一般停药数日后即可消失。

抗病毒药物与尖锐湿疣

青霉素不能用来治疗腹泻，这是众所周知的常识。但无环鸟苷（又称阿昔洛韦）不能用来治疗尖锐湿疣却不是人人明白的。不错,无环鸟苷是一个抗病毒药,但抗病毒药并不能杀灭或抑制所有的病毒。

尖锐湿疣是由人乳头瘤病毒所引起的。病毒除了这一类外,还有许多大类,如引起生殖器疱疹的属于疱疹病毒,引起天花的属于痘病毒,引起麻疹的属于副粘病毒。总之,病毒可分为十余大类,有上百种。到目前为止对大多数病毒还没有特效的杀病毒药,如对流感病毒就缺乏对策,又如对艾滋病病毒,尽管世界各国倾注了大量的人力、物力、财力,但至今尚无一个特效的杀死艾滋病病毒的药物。对待引起尖锐湿疣的人类乳头瘤病毒,目前也没有一个特效的抗病毒药物,20世纪80年代研制成功的核苷类药物阿昔洛韦作用的对象是疱疹病毒,这个病毒在皮肤上引起口唇疱疹、生殖器疱疹及带状疱疹,早期使用阿昔洛韦对这几个病的治疗是很有效的。但阿昔洛韦对人类乳头瘤病毒引起的尖锐湿疣却是无效的。最近我国还开发、研制了新一代的核苷类药物,如万乃洛韦、泛昔洛韦及贲昔洛韦,这组药物都不能杀死或抑制人乳头瘤病毒,因此用以治疗尖锐湿疣也将是没有效果的。

干扰素治疗尖锐湿疣的效果如何?

不少人采用干扰素治疗尖锐湿疣,但是效果并不尽人意。干扰素可皮下或肌肉注射用,可局部注射,也有做成软膏供局部外用。一般说来,皮下或肌肉注射用的效果并不肯定。局部注射在半数患者有效,但局部注射疼痛很明显,而且需多次注射,因此难为患者所接受。近来研制出局部外用的软膏,每天2次,连续应用6～8周,对大多数患者有效,干扰素软膏外用没有明显的刺激性,患者乐于使用,缺点是治疗时间较长,需要1～2个月。对于任何一个传染病,首要的是尽快消灭病原体,减少其传染性,因此对尖锐湿疣的治疗应首先采用上面提到的鬼臼毒素酊、冷冻、微波或激光。待疣体脱落、创面长上后,可外用干扰素软膏以巩固疗效,预防复发。仅当在免疫功能减弱或低下的患者,可采用肌肉注射干扰素,否则不应将价格昂贵而疗效又不确切的干扰素作为首选的治疗。

? 调动机体自身的积极性——咪喹莫特凝胶治疗尖锐湿疣

5%咪喹莫特凝胶或软膏是一种可以刺激机体在用药局部产生干扰素和肿瘤坏死因子等针对HPV病毒免疫反应的药物,从而清除局部疣体。外用对正常皮肤刺激小,患者可以自行在家中使用。适用于疣体较小的患者,也可用于复发的病例。但对于较大的疣体，应先以物理方法或化学方法去除，残余部分再外用本药。

光动力学——治疗尖锐湿疣，尤其是尿道口尖锐湿疣的新式武器

光动力学治疗尖锐湿疣是近年来出现的新治疗方法，原理是利用光敏剂使病变部位对光的吸收增强，再用适当波长的光照射而使局部产生光化学反应，使病变组织坏死已达到消灭尖锐湿疣的目的，此治疗方法的优点是无痛、无瘢痕。治疗后的复发率低于传统的冷冻及激光疗法。本法尤其适用于男性尿道口尖锐湿疣的治疗。光动力学疗法需要专用的设备，患者需去医院接受治疗。

令人烦恼的尖锐湿疣复发

尖锐湿疣经过治疗后容易复发，有的患者反复治疗，反复复发，令人十分苦恼。如何制止尖锐湿疣的复发，我们还得从根上说起。如前所述，尖锐湿疣是

由人类乳头瘤病毒所引起，这个病毒在人体内仅能在皮肤和黏膜的上皮细胞内生长、繁殖，也就是说仅仅存在于皮肤的最外层即表皮内。性交时由于双方生殖器官皮肤及黏膜频繁的接触，可以想象病毒将广泛的接种在这些部位。在接触越频繁的部位病毒被接种的机会越多，复发的几率也越大。所以女性的阴道口、后联合，男性的冠状沟、包皮系带两侧、包皮上均是容易复发的部位。如果患了尖锐湿疣，仍然有性生活，那么残存的病毒也有可能进一步的播散，造成复发。

  当患者到医院就诊时，我们所见到的仅仅是病毒生长繁殖得较快，造成了皮肤或黏膜增生的病变。有些病变也许在显微镜下能看出来，但用肉眼并不能看到，就是前面所提到的亚临床感染，更有些病毒也许处于"休眠状态"，要过一段时间才活跃起来。目前，临床上所采用治疗尖锐湿疣的方法大多是破坏性，如冷冻、激光、微波、药物的外用等，都是将目前所能见到的湿疣破坏掉。为了能将处于亚临床感染阶段的病变也一并铲除，在治疗前应先以5％醋酸溶液敷包病变部位。即便如此，仍然会有些早期病变或处于潜伏状态的病变漏网，它们会在以后陆续冒出来，这就是临床上复发最常见的原因。还有一个复发的原因是夫妻双方或性伴侣仅一方接受了治疗，另一方虽然没有肉眼可见的尖锐湿疣，但处于带菌状态，仍然有传染性，这在女性尤其突出，因为在女性尖锐湿疣不仅发生于外阴，还可发生在阴道及宫颈。

 如何预防尖锐湿疣复发

不管用哪种方法治疗，尖锐湿疣在临床治愈后总有一部分病例会复发，那么，如何预防复发，如何降低复发率呢？

首先是治疗要彻底，不仅要治疗用眼睛看得到的疣赘状新生物，还要治疗用眼睛所不易看到的亚临床感染的损害。如前面所介绍的，在治疗前，先以3％～5％的醋酸溶液涂于或敷于外阴部，这样不仅尖锐湿疣的损害看得更清楚，而且亚临床感染的部位也可以清楚的显现出来。局部治疗不仅要治疗疣，同时还要包括亚临床感染的区域，这对减少复发是重要的。此外，对复发病例可以采用咪喹莫特凝胶治疗，并在疣体清除后继续外用一段时间。

其次是尖锐湿疣治愈后，仍应定期去医院复查，一旦出现复发应及时治疗，经过3个月随访无复发者方可认为是治愈了；

最后是在治疗期间应避免性生活。

对于容易复发的病例，必要时应检查他（她）的免疫功能，实验证据表明，细胞免疫功能低下或有缺陷的人容易染上尖锐湿疣，而且疣体长得较快。因

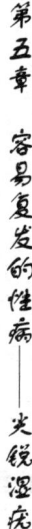

此，对免疫功能低下或有缺陷者应采用全身性的药物以增加机体的抵抗力。

复发还有一个重要的原因是再感染，患者的性伴应去医院检查。卖淫嫖娼、婚外性行为、婚前性生活都能导致再感染。一定要洁身自爱，遵守道德规范，严格遵守一夫一妻制，避免任何婚外性行为。对卖淫嫖娼这类社会的丑恶现象一定要坚决取缔。要讲精神文明，形成强大的舆论力量，使这种丑恶现象无容身之地。

使用避孕套也是一个有效的预防性措施，作为女性则是一个重要的保护性措施。建议在尖锐湿疣彻底治愈后的2～3个月内，夫妻双方性生活时应该用避孕套。

第6章

危害性最大的性病——梅毒

什么是梅毒

梅毒是由苍白螺旋体所引起的一种性传播病，若不及时治疗，可以形成慢性系统性感染，可侵犯身体的各个脏器，包括心脏、脑及神经系统等，损伤可延绵终生，严重地危及健康。染有梅毒的孕妇可通过胎盘将疾病传染给胎儿，可造成死胎、死产、早产或先天梅毒，所以说梅毒是一个较为严重的性传播疾病。

梅毒在世界范围内的传播已有四五百年的历史，它曾经肆虐各地，摧残了无数人的肉体与心灵。新中国成立前，梅毒是我国最为多见、流行最为广泛的一个性病。政治腐败、生活贫困、医疗条件落后，使梅毒猖獗于世，各期梅毒成为当时称之为"皮肤花柳科"门诊最为常见的疾病。新中国成立后，党和政府采取了一系列措施，如封闭妓院，对妓女集中治疗，派遣医疗队赴梅毒高发区进行普查、普治等，经过近十余年的努力，在神州大地上消灭了梅毒。1964年，我国已故著名的皮肤性病学专家胡传揆教授在有数十个国家参加的北京科学讨论会上郑重宣布"我国已经基本消灭梅毒"。在世界范围内，由于青霉素的普遍应用等因素，梅毒的发病数也大为减少。值得引起我们警惕的是近十余年来，梅毒又在我国死灰复燃。北京大学第一医院皮肤科在1983年诊断了八十年代的第一例梅毒，此后又发现了近百例，尤其是近两年梅毒明显增多，晚期梅毒和胎传梅毒也快速上升。所以梅毒的防治将是一个长期而又艰巨的任务。

近两年梅毒的流行趋势

让我们看看近年来梅毒的流行趋势，2009年报告病例327 433例，年发病率为24.66/10万，胎传梅毒报告病例数为10 757例，报告发病率为64.41/10万活产数，发病率年均增长49.2%。2009年梅毒报告数在传染病中居第三位。哨点监测结果，暗娼梅毒血清阳性率达30.6%，男男性行为人群中为31.2%，吸毒人群27.9%。这样的速度如果不能遏制，带来的损害是非常巨大的。

梅毒是如何感染上的

梅毒主要通过直接的性接触而传染。一个健康人与染有梅毒的患者发生性接触就有被染上梅毒的可能。梅毒患者若未经治疗，在感染后1～2年内的传染性较强，尤其是生殖器有溃疡，肛门周围有扁平湿疣者，由于在这些损害的表面有许多梅毒的病原体——苍白螺旋体，所以有很强的传染性。与梅毒患者密切的个人接触如接吻、共用浴巾等也有被传染的可能。输入含有苍白螺旋体的血液也会被传染。

梅毒另一个重要的传染途径是通过母婴传染。即患有梅毒，而又未经治疗的孕妇可将苍白螺旋体经胎盘传染给胎儿。患病时间越短，传染性越强，对胎儿所造成的破坏性也越严重。病期超过2年未经治疗的，虽然通过性接触一般无传染性，但妊娠时仍可传染给胎儿。患病时间越长传染性越小，超过8年的一般已无传染性。通过胎盘传染的称为胎传（先天）梅毒。

梅毒的病程与分期

梅毒病程的发展可分三期。一期梅毒发生在梅毒螺旋体进入人体的2～4周时，常常在外生殖器部位出现一个溃疡。一期梅毒的溃疡即使不治疗，经过几周后也可以自然痊愈而不留痕迹，但是梅毒螺旋体已悄悄地进入了血液循环而播散到全身各处。在一期梅毒6～8周后表现了出来，最先容易引起患者注意的是皮肤上的疹子，实际上病菌已侵入到各个组织器官了，这时称为二期梅毒。若不治疗，靠着患者本身的抵抗力，二期梅毒的症状可以自然消失，梅毒螺旋体也大多被机体的免疫系统所消灭。但有些藏得很深的病菌，或是机体免疫系统功能较弱，不足以将病菌全部杀灭者，梅毒螺旋体就可以在身体的组织器官中隐藏起来，伺机而动，这个相对平静的时期称为潜伏梅毒（又称为隐性梅毒）。这个时期机体虽然没有什么不舒服，但是抽血检查可以显示血中有"毒"。而且当身体抵抗力下降时，病菌又会增殖，重新活跃起来，出现症状，称为二期复发梅毒。一期梅毒、二期梅毒都发生在受到感染的两年内，又称为早期梅毒。

早期梅毒患者若不接受治疗，那么有约半数患者在感染5～10年后将出现三期梅毒或晚期梅毒的症状，三期梅毒的病变部位深在，破坏性大，可发生在皮肤、黏膜、骨骼、心脏、血管、神经等处，侵犯心脏的导致梅毒性主动脉闭锁不全、梅毒性主动脉瘤等，可造成心力衰竭或主动脉瘤的破裂而死亡。

早期梅毒患者有较强的传染性；晚期梅毒患者通过性接触一般已无传染性。

胎传（先天）梅毒及其分期

胎传梅毒是指胎儿在母体子宫内染上的梅毒，它是通过胎盘将梅毒螺旋体由母亲传染给胎儿的。胎传梅毒可造成胎儿严重的内脏损害，有的在出生前就已死亡。染有胎传梅毒的婴儿也因为多脏器的损害,病死率较高。

胎传梅毒也有早期、晚期及潜伏梅毒之分。早期胎传梅毒指出生后2岁以内的婴幼儿,他(她)们出生时体重轻,皮肤干皱,像老年人的皮肤。鼻炎常是最早出现的症状,患儿流涕、鼻塞,因鼻孔被分泌物堵住,在吸吮母乳时往往发生哺乳困难。喉炎使患儿在啼哭时声音嘶哑。皮肤上出现皮疹、水疱、大疱等,以头面部、四肢肢端及臀部为重。在臀部、肛门及外阴部,可发生糜烂、渗出。在口周可见呈放射状的皲裂,愈合后成为辐射状的瘢痕。此外,患儿还可有贫血、肝脾肿大、全身浅表淋巴结肿大等。有的患儿因发生骨膜炎及骨软骨炎,疼痛使肢体不敢活动,如同肢体麻痹,而称为梅毒性假性麻痹。在早期先天梅毒患儿的血液、皮肤损害及鼻分泌物中存在有梅毒螺旋体,因此具有传染性。对患儿的鼻分泌物,敷料等应妥善处理。

晚期胎传梅毒发生在2岁以后,有的损害是早期胎传梅毒所遗留下来的,如长期鼻炎可造成鼻中隔穿孔;骨膜炎造成上胸部胸锁骨关节部位的骨质肥厚;小腿胫骨向前方弯曲,状如佩刀,故称为佩刀胫;口周围的放射状瘢痕;患儿的前额圆凸,门齿呈梯形,臼齿呈桑葚形。以上改变将存留终生,成为胎传梅毒永久性的标记。但这些损害都已经静止,其中不含有病原体,是不会进一步发展了。还有一些损害则仍具有活动性，它们会继续发展，如眼的基质性角膜炎，最终将导致失明；神经性耳聋将导致听力明显下降，最终耳聋；鼻或上颚的树胶肿将导致鼻骨及上颚骨的破坏，最终导致鞍鼻，上颚骨穿孔；此外，还可发生骨关节的病变等。

有的胎传梅毒患者可从来不出现任何临床症状，也无自觉不适，只是在查血时发现梅毒血清反应阳性，称为胎传潜伏梅毒。他（她）们亦需要接受治疗。

? 硬下疳是一期梅毒的主要表现

硬下疳是往往是指发生在生殖器部位圆形规则的糜烂或浅溃疡。它发生在梅毒螺旋体最先进入机体的部位。一次不洁性交后，大约经过2～4周的潜伏期后出现。由于它是后天梅毒的最初表现，因此也称为梅毒初疮。它刚出现时为一个暗红色斑疹，很快溃破成为无痛性的浅溃疡，它的基底较硬，用手触之为软骨样硬度（如触摸鼻尖时的硬度）。疮面稍高出于皮肤表面呈鲜红色，有分泌物较稀薄，并不呈脓性，因此疮面显得较为"干净"。实际上分泌物中含有大量梅毒螺旋体，在这个阶段与他（她）人发生性关系，具有很强的传染性。硬下疳在男性多发生在包皮、冠状沟、阴茎系带、阴茎或龟头；女性多见于大小阴唇或宫颈上。发生在女性宫颈部位的硬下疳由于并不产生疼痛及性交痛等不适，本人又看不见，因此常常被忽略。如果她是一位卖淫妇女，或有多个性伴侣，那么梅毒就很容易在嫖客或性伴侣中传播开。硬下疳除发生在生殖器部位外，也可见于其他部位。在男性同性恋者，硬下疳常见于肛周、肛门或直肠，由于直肠黏膜较柔弱，肛交很容易造成黏膜的破损，梅毒螺旋体易通过此缺口进入人体，梅毒在男性同性恋的人群中发生率较高，且传播较快这是原因之一。有口交行为的，硬下疳可发生在咽喉部、唇、舌及口腔黏膜。

在硬下疳出现数日后，一侧腹股沟的淋巴结（位于大腿根部）肿大，以后另一侧腹股沟淋巴结也可肿大。这些淋巴结触之较硬，无自觉疼痛，用手触之也不感到疼痛。梅毒螺旋体正是通过这些淋巴结进入人的血液循环，再散布到全身各处的。虽然如此，这些淋巴结并不会化脓破溃，不会因此而出现"鱼口"。

在硬下疳表面的分泌物中含有大量的梅毒螺旋体。以分泌物作涂片或作印片（用玻片在下疳的疮面上按一下），在一种特殊的显微镜——暗视野显微镜下检查，可以见到呈波浪状运动，有些折光性的梅毒螺旋体，见到此螺旋体则可以确定诊断为梅毒。在硬下疳初期，大部分患者梅毒血清反应是阴性结果，以后阳性率逐渐增高，到硬下疳出现4～6周，也就是说，待硬下疳愈合后，患者的梅毒血清反应才呈现阳性结果。所以说，切不可以为在出现阴部溃疡，梅毒血清反应阴性就断言患的不是梅毒。正确的判断应该是做分泌物的暗视野显微镜检查。如果没有条件做此检查，则应在发生溃烂后每月查梅毒血清反应一次，连续检查3次。

二期梅毒的梅毒疹

在梅毒螺旋体侵入人体7～10周或硬下疳出现6～8周后，梅毒螺旋体已经从侵入的局部进入到患者的血循环中，并经血液将病原体播散到了身体各个组织器官，此时就出现二期梅毒的症状了。首先患者有流感样的感觉，如低热、头痛、疲乏、无力、不思饮食、周身肌肉酸痛等不适，全身浅表淋巴结肿大而易被触及。由于以上表现与普通感冒相似，因此患者很少将此与曾经发生过的阴部溃疡联系起来。二期梅毒最初出现的具有特征性的改变是皮肤及黏膜的皮疹。皮疹常常是全身泛发、对称分布，面部、躯干、四肢都可以见到皮疹，尤其是手心及足跖，若出现暗红色，如钱币状大小的皮疹，有少许脱屑，是很有特征性的。在身上的皮疹则缺乏特征性，有斑疹、丘疹、斑丘疹等，可以与许多常见的皮肤病如药物过敏性皮炎、玫瑰糠疹、银屑病等相似，容易误诊而延误了治疗。但若注意到手心、足跖的皮疹，再仔细询问一下一个月前阴部有无溃疡，就会警觉梅毒的可能，做进一步的梅毒血清学检查了。

二期梅毒时另一个特征性的皮疹是发生在肛门周围或女性外阴部的扁平湿疣。扁平湿疣为扁平，轻度高出皮肤表面的丘疹，表面湿润，扁平丘疹可彼此融合成片状。在男性多见于肛门周围，女性则多见于阴唇及其周围皮肤，这是因为肛周及阴部皮肤温暖潮湿，有利于梅毒螺旋体的生长繁殖。在扁平湿疣表面的渗出物中，含有大量的梅毒螺旋体，与这个部位发生接触很容易染上梅毒。利用扁平湿疣表面分泌物中含有大量梅毒螺旋体的特点，作涂片或印片在暗视野显微镜下检查可以快速诊断二期梅毒。

此外，二期梅毒时头发脱落增多，头皮两颞部的头发有小点状的脱落，呈虫蚀状脱发。患者的颈项部可出现小片状的色素减退斑。口腔黏膜可红肿，有糜烂，分泌物增多，由于分泌物中含有梅毒螺旋体，与患者的接吻就有被染上梅毒的可能，而被传染者的梅毒初疮不是在外阴部，而是在口唇、舌或口咽部黏膜。

除皮肤黏膜外，二期梅毒的病变还可表现为眼的虹膜炎、脉络膜炎；骨膜炎、骨关节炎，患者出现骨痛；少数患者还可出现神经系统的症状。

二期复发梅毒

二期梅毒是可以复发的,原因有二:一个是治疗不彻底,用药剂量不足,没有将梅毒螺旋体斩尽杀绝,以致又死灰复燃;另一个原因是二期梅毒没有治疗,靠着身体自身的免疫力将病原体逐渐"压"下去,所以即便不治疗,二期梅毒的皮疹也可在2个月左右的时间内逐渐消退。但当身体抵抗力下降时,梅毒螺旋体又可以活跃起来,而出现症状。

二期复发梅毒仍以皮疹最为常见,从而引起患者注意。皮疹为全身性,对称分布,可以为斑疹、丘疹,有的皮疹上有脱屑。二期复发梅毒的皮疹有四个特点,第一是皮疹虽然为全身性,但并不感到瘙痒;第二是手心、足跖有暗红色的皮疹,常有脱皮;第三是肛门或外生殖器周围的扁平湿疣较为突出;第四是口腔黏膜内可见白色的斑。二期复发梅毒的皮肤黏膜损害中都有梅毒螺旋体,有较强的传染性。

三期梅毒

早期梅毒患者不接受治疗,经过5~10年后将发展成晚期梅毒即三期梅毒。梅毒螺旋体在身体内寄居了多年后,可以深入到各内脏器官,尤其是身体的重要部门:心脏及神经系统,加之病变的破坏性较大,所以三期梅毒对人的危害更大,严重时可危及生命。

最容易引起患者注意的是发生在皮肤上的结节性梅毒疹及梅毒性树胶肿。三期梅毒的皮疹与二期时不同,它往往局限于某个部位,表现为稍为高出皮肤表面的结节或斑块,用手触之感到较硬,常常是几个结节排列成环形或马蹄形,在经过几个月后结节或斑块的中心可以破溃,成为深凿的溃疡,溃疡愈合十分缓慢,愈合后会留下明显的瘢痕。三期梅毒的皮疹好发于面部、上背部、小腿及臀部。如果梅毒性树胶肿发生在鼻中隔的黏膜,那么病变可以将鼻中隔及鼻梁骨破坏掉,造成塌鼻梁(鞍鼻),如果发生在口腔的上颚部黏膜,那么可以将上颚骨破坏掉,上颚部出现一个与鼻腔相通的洞,说话时鼻音很重。三期梅毒的溃疡深,病变破坏性大,但患处并不产生明显疼痛,若不及时治疗,那么病变会慢慢向四周增大,造成大片的破坏性病变。新中国成立前,尤其在梅毒发病率较高的一些边远地区,人民生活困苦,得了病无钱医治,因此由三期梅毒所造成的破坏性病变如塌鼻梁、上颚穿孔、小腿伸侧大片状萎缩性瘢痕等,成为梅毒曾经肆虐一时的历史见证。

对患者危害最大的是心血管梅毒及神经梅毒,它们均发生在感染梅毒的15年或20年以后。心血管梅毒主要发生在主动脉，可引起梅毒性主动脉炎、梅毒性主动脉瓣闭锁不全、梅毒性主动脉瘤及梅毒性冠状动脉口的狭窄，通称为梅毒性心脏病。主动脉直接与心脏相连，由心脏泵出的血液首先进入主动脉，因此主动脉的发炎会直接影响到心脏的功能，引起心脏主动脉瓣闭锁不全及冠状动脉口狭窄。心脏与主动脉间是有瓣膜的，这样从心脏泵出的血液就不会反流回心脏。如果瓣膜不能完全关闭，那就造成泵出去的血液有一部分又回到心脏，与下一次要泵出去的血液合并，这样就增加了心脏，主要是左心室的负担，久而久之，左心室就会增大，出现主动脉闭锁不全性心脏病。冠状动脉口的狭窄则使血液不能充分的进入冠状动脉，而冠状动脉是供给心肌营养需要的血管，冠状动脉的血液供应不充分会造成心肌缺血，这就会出现心绞痛，严重的供血不全可以造成心肌梗死，危及生命。

　　神经梅毒患者可发生脑实质的病变，出现麻痹性痴呆，患者的性格发生变化，注意力不集中，记忆力逐渐减退，情绪反复无常，会出现各种妄想，有时还可有抑郁症状，说话时口吃，发音不清楚。口唇、舌及双手不停地抖动。有的患者最终会发生四肢瘫痪，大小便失禁。脑实质病变也可表现为脊髓痨。总的说来，晚期梅毒患者心血管受侵的发生率远较神经梅毒要多见。

典型神经梅毒病例

麻痹性痴呆：男，44岁，因渐出现情绪不稳、胡言乱语、行为异常及记忆力下降2年，意识不清伴右侧肢体抽搐1天入院，曾误诊为阿尔茨海默病。经追问8年前曾有婚外性生活史。查体：神志清楚，言语含糊不清，智能明显减退，向左凝视。实验室检查：血清RPR：1∶16，TPPA＋，脑脊液：白细胞增多，蛋白阳性，RPR阳性，TPPA阳性。脑核磁共振显示脑萎缩及脑室、脑沟明显扩大。所以对于尚未进入老年的人，既往健康，突然出现的难以解释的神经精神症状，应该注意神经梅毒的可能。

脊髓痨：女，38岁，突然出现四肢麻木伴步态不稳半年，行走时如踩棉花感，闭眼步态不稳。血液和脑脊液RPR/TPPA均为阳性，脑脊液中白细胞增多，蛋白阳性。入院诊断神经梅毒：脊髓痨。给予水剂青霉素治疗14天后，上述症状缓解，复查脑脊液正常。追问其丈夫病史，丈夫10年前有梅毒史，但已经治愈，当时因为怕她知道，没有告诉她去检查和治疗，她丈夫暗自观察她一直没有什么症状，也就暗自庆幸以为没有事了。没想到她突然出现这种症状。

梅毒与妊娠

2001年7月深圳率先在全国启动梅毒的母婴传播阻断项目,为64万多名怀孕妇女提供免费的梅毒检查并为患者提供规范治疗,至今发现约3000例梅毒患者,患病率接近0.5%。但由于国内很多地区缺乏这种普查和治疗,过去15年里,全国胎传梅毒病例数正以平均每年70%以上的速度递增。

事实上患了梅毒,未经治疗怀了孕,或在怀孕期间患了梅毒,梅毒不仅会影响孕妇的健康,更对胎儿有直接的危害。为了保障母亲和胎儿的健康,孕妇在早孕体检时,都需要作梅毒血清学试验,如果证实患了梅毒,那么应立即进行治疗,一般在妊娠3个月内和7个月内进行2个疗程的治疗,注射长效青霉素,还是可以生育正常婴儿的,但生后还要对新生儿进行随访2年,观察到RPR阴性为止。

那么,患有梅毒的妇女怀孕后对胎儿会产生哪些影响呢?前面已经提到,梅毒螺旋体可以经过胎盘进入脐带血,使胎儿受到感染。在早期梅毒患者即一期、二期梅毒患者血循环中存在有梅毒螺旋体,它们就可以通过胎盘感染胎儿。病原体侵袭胎儿极为脆弱的脏器可以致使胎死腹中。即便成活胎儿也很瘦小,而且周身是病,死亡率也很高。此外,染上梅毒的孕妇容易发生流产，因为在胎盘内的梅毒螺旋体可以使胎盘的血管发炎，血流量减少，使胎儿发育严重受阻，胎盘本身也可发生坏死，最终导致流产，这大多发生在妊娠中期，即妊娠4～6个月时。

对孕妇自身来讲，由于怀孕时机体的负担较重，特别是胎儿的成长需要营养，因此孕妇的抗病能力较差，梅毒容易在身体中播散开来。

☞ 在什么情况下，孕妇所生的婴儿应该给予预防性治疗？

1. 妊娠期患梅毒，本人不知道也未治疗。
2. 分娩前1个月才治疗梅毒。
3. 妊娠期因青霉素皮试阳性，而用红霉素、四环素等非长效青霉素治疗梅毒者。
4. 妊娠期用青霉素治疗梅毒后，RPR没有下降反而上升的。

☞ 抽血查RPR阴性，TPPA阳性，是什么意义？

许多女性在结婚和怀孕前患过梅毒，但是经过正规的驱梅治疗后，RPR阴性，TPPA阳性，还不敢结婚和怀孕，这是没有必要的，这种情况表明梅毒已经彻底治愈，没有传染性了，但是TPPA阳性这种情况会是终身,并且没有终身免疫力,还可以再感染梅毒。

☞ 患梅毒后经过长效青霉素治疗后如果RPR阳性(定量在1:8以下),TPPA阳性,能怀孕吗?

这种情况如果患者年龄还小,最好随访到RPR为阴性时再怀孕。如果年龄不允许再拖延孕期或患者强烈要求,可以怀孕,但是要监测血RPR变化,如果孕期RPR出现上升则要应用长效青霉素治疗,最好于3个月和7个月给予治疗,新生儿也要监测血清RPR变化。如果婴儿的RPR滴度高于母亲,则按照先天梅毒治疗。

☞ 一名3岁男孩患有二期梅毒,但是其父母亲都没有得梅毒,这是怎么回事呢?

一名3岁男孩患有二期梅毒,但是其父母亲都没有得梅毒,这是怎么回事呢?这种情况称为儿童后天(获得性)梅毒,这种情况已经有过报道。这是因为梅毒患者亲吻了孩子、或孩子受到性虐待等直接密切接触梅毒患者造成的,治疗应按照先天梅毒治疗。

梅毒的血清学检查

梅毒的血清学检查有两个目的，一个是明确诊断，一个是判断治疗的效果。

常用的梅毒血清试验包括初筛试验和确认试验两类：初筛试验包括性病研究实验室试验（VDRL）、不加热血清反应素玻片试验（USR）、反应素卡片试验（RPR）。确认试验常用的有梅毒螺旋体血凝试验（TPHA/TPPA）。对怀疑梅毒的患者，一般先取血查 VDRL、USR 或 RPR 中的一个试验，若出现阳性结果，再进一步作 TPHA 试验确定诊断。这是因为 VDRL、USR 或 RPR 试验可以出现假阳性反应，也就是说，不是梅毒患者也可以呈现阳性反应，所以要用更加具有特异性的 TPHA 试验来证实。

什么样的情况会造成梅毒血清试验出现假阳性呢？当最近患过病毒性肝炎、上呼吸道感染、肺炎、活动性肺结核、亚急性细菌性心内膜炎、疟疾、麻疹等感染性疾病时 VDRL、USR 或 RPR 可以阳性，但滴度低，不超过 1∶8，而且多在 6 个月以内转为阴性，进一步检查 TPHA/TPPA 为阴性，这样就可以除外梅毒的诊断。有的慢性病如系统性红斑狼疮、类风湿性关节炎、风湿性心脏病、肝硬化、慢性肾炎、麻风时，梅毒血清试验也可以出现阳性结果，它们的滴度虽然不高，但因为是慢性病，因此反复取血可反复阳性，持续时间很长，要靠详细的询问病史、体格检查，并作定期随访来作出判断了。孕妇及老年人也可以出现假阳性结果，据统计，100位健康孕妇做梅毒血清试验可以有1位出现假阳性，但滴度低，根据有否不洁性交史、外阴部有否溃破等病史，一般来说是可以判定是否染有梅毒的。

近年来，由于梅毒血清RPR/TPPA试验的普查，我们经常发现没有明确性接触史的老年患者因为其他情况需要住院或手术而检查发现梅毒血清试验阳性反应，尤其是RPR/TPPA两者均为阳性的情况，使老年患者非常吃惊，不知确切的传播途径，往往夫妻的另一方却没有问题。这种情况在排除了早期梅毒的情况后，我们认为是晚期潜伏梅毒，如果没有心血管和神经损害，在治疗上给予一个疗程苄星青霉素治疗后，随访2～3年就视为临床治愈，因为这种情况RPR很难转为阴性。

梅毒患者的血清反应

梅毒患者血清反应是阳性的，但对初次染上梅毒的患者，需在硬下疳出现4～6周后梅毒血清RPR反应才出现阳性结果，但TPPA阳性出现较早，所以近年来有用 TPPA 替代 RPR 作为筛查梅毒的趋势。所以在硬下疳时，确诊主要靠病史、病变部位皮损的形态、硬度，最可靠的是溃疡部位印片在暗视野显微镜下查到活动的梅毒螺旋体。

梅毒患者经过及时、足量的药物治疗后，非梅毒螺旋体抗原血清试验即 RPR/VDRL/USR 将逐渐转成阴性，但是一般情况下梅毒螺旋体抗原血清试验即 TPHA/TPPA 将终身阳性。以目前医院中常作的 VDRL、USR 或 RPR 试验为例，早期（一期，二期）梅毒患者经驱梅治疗 3 个月后阳性的滴度就会逐渐下降，譬如说，治疗前为 1∶128 阳性，那么治疗 3 个月后可能为 1∶32 阳性，治疗 6 个月后可进一步降为 1∶8 阳性。一般说来，一期梅毒治疗一年后转为阴性，二期梅毒两年后转为阴性。晚期（三期）梅毒患者虽经驱梅治疗，但梅毒血清试验的滴度下降很慢。有少数患者，尽管用了足够剂量药物的治疗，梅毒血清试验总是呈阳性结果，称为血清固定，血清固定者应定期作临床及血清学随访，是不需要治疗的。但必要时需要排除神经梅毒的可能。

哪些梅毒患者需要作脑脊液检查

梅毒螺旋体可以侵犯神经系统及大脑，造成神经梅毒。晚期神经梅毒患者，可出现严重的后果，因此及时发现神经梅毒并予以相应的治疗是很重要的。

发现神经梅毒最可靠的方法是作腰穿，取脑脊液作检查。神经梅毒在出现症状前会先有脑脊液的改变。那么，哪些梅毒患者需要作脑脊液检查呢？①得了梅毒，没有治疗，病期超过两年者；②病期不明的梅毒患者，或晚期有症状的梅毒或潜伏梅毒者，在治疗前应该做脑脊液检查；③梅毒患者已经过治疗，但因治疗不充分或其他原因，在以后的定期检查中，发现临床复发或血清不转阴或血清反应由阴转阳性者；④神经梅毒患者治疗后随访。

青霉素是治疗梅毒的特效药物

治疗梅毒的特效药物是青霉素。首先选用的是长效西林（苄星青霉素），每周1次，每次左右臀部各肌肉注射120万单位，共3次。也可用普鲁卡因青霉素，每天肌肉注射80万单位，连续10～15天，总量为800万～1200万单位。注意一定先作青霉素皮试，皮试阴性才可注射，但是需要说明的是皮试阳性需要认真判断，有时是特殊患者的皮肤划痕征阳性造成判断有误而错过了青霉素治疗的时机，因为截至目前青霉素仍然是最为有效的治愈梅毒的药物。如果对青霉素过敏，可以口服四环素，每天 4 次，每次 500mg，或多西环素，每天 2 次，每次 100mg 或红霉素每天 4 次，每次 500mg，都为连续服用 15 天。

对于早期梅毒，尤其是二期梅毒的患者，在第一次注射青霉素后，可能会出现发热、头痛、肌肉疼痛等全身不适，称为吉海反应，一般几个小时就可以自行消退。

对神经梅毒及先天梅毒，应该选用水剂青霉素，静脉点滴。

❓ 梅毒治疗中需注意的几个问题

对于梅毒既有有效的干预措施（使用抗生素可治愈），又有可靠的诊断方法（梅毒血清学诊断试验简便、价廉、准确、易于推广），而且其病原体的传播仅限于人类（梅毒螺旋体无人类以外的宿主），但梅毒的防控情况仍日益严峻，这是由于我们的防治力度不够。梅毒有特效治疗的药物，是能够治愈的。关键是早期发现、早期诊断及早期治疗。在治疗后仍应定期去医院复查。

梅毒患者应该到正规的医疗单位去作检查及治疗，我国在各地均设有皮肤病性病防治所，许多医院的皮肤科均开设有性病门诊，大部分医院皮肤科已更名为皮肤性病科。有的患者怕去大医院是因为担心记录下姓名及地址，以后可能带来麻烦。其实这种担心是没有必要的，在性病门诊工作的医务人员有义务为患者的隐私保密。因为梅毒属于国家疾病监测的法定传染病，所以医务人员需要填报监测卡，但这是国家为监测疾病而制订相应的防治政策，不是为惩罚患者和暴露隐私。

夫妻双方或性伴侣中的一方得了梅毒，另一方一定要去医院检查。尤其是女方，当丈夫在外染上了梅毒又难以启齿，瞒着家人，这样在夫妻生活中就可能将病原传给女方。若女方的梅毒初疮是发生在宫颈而不在外阴，不容易被察觉出来，就可能耽误了病情，延误了治疗。

对晚期梅毒患者，若以前从未接受过治疗，则需要先做些准备治疗。不然，大剂量抗生素杀灭的梅毒病原体成分一下子释放到患者血液中，可造成发热、全身关节、肌肉疼痛，甚至在心、脑梅毒处发生反应，故应小心治疗，以免发生危险。对早期梅毒患者，有时在初次治疗后也会出现以上反应，但都在24小时内消退。

对梅毒患者，在经过充分的治疗后，仍应定期去医院作随访。一般应每3个月去医院查血一次，一年后每半年复查一次，共随访2～3年，如无复发可终止随访。

为什么TPPA总是阳性，RPR总不转阴

TPPA/TPHA检测的是梅毒特异性IgG抗体，抗体一旦产生终身阳性，所以诊断梅毒后随访期间不再检测TPPA/TPHA，它不随着梅毒的治愈而转阴。RPR检测的是非梅毒螺旋体特异性抗体，临床发现RPR的滴度变化与梅毒活动相关，滴度升高或阴转阳意味着梅毒螺旋体活动，但也有些患者虽经反复青霉素治疗RPR依旧不转阴，临床上也没发现梅毒螺旋体活动的证据，称为血清固定，我们观察足够长时间后虽然RPR阳性，但临床判愈。

事实上梅毒的治疗建立在多年临床经验的总结上，虽然青霉素治疗梅毒有效，而且许多年来未发现耐药现象，但没有一种治疗方案能保证一次性治愈梅毒，也没有一种检测方法能一次看出梅毒治愈与否，目前也没有足够的证据说明中药、免疫调节药能治愈梅毒。最新美国CDC治疗手册提出头孢曲松钠能用于梅毒的治疗，可用于青霉素过敏的患者，但远期效果不肯定。所以无论梅毒用何种方案治疗后，都必须随访2～3年，以动态的RPR变化来判断梅毒是否治愈。一般情况下经苄星青霉素治疗后，RPR转阴维持一年不变化，或RPR小于1∶8维持2年不变化临床上就判定梅毒临床治愈。所以说梅毒治愈有临床治

愈和血清治愈两种，前者指没有症状出现，也经过苄星青霉素治疗并随访 2～3 年，排除了心血管和神经梅毒的患者，血 RPR 仍为阳性的，即是血清固定现象。血清治愈当然是 RPR 已经为阴性了。

其他性传播病

生殖器疱疹

生殖器疱疹是由单纯疱疹病毒（HSV）Ⅱ型所引起的一种性传播病。单纯疱疹病毒有两型，Ⅰ型疱疹病毒的感染主要发生在口鼻周围，在高烧后口周长的水疱（俗称热疱）就属于这一类。Ⅱ型疱疹病毒感染则大多发生在肛门、生殖器周围，主要通过性接触传播。

生殖器疱疹在西方国家的发病率是很高的。在我国，这几年生殖器部疱疹的发病率呈上升趋势，并逐渐从沿海向内地蔓延发展。生殖器疱疹患者大多为处于性活跃期的青年男女。他（她）们成为生殖器疱疹的传染源，尤其是女性。这是因为生殖器疱疹的症状在女性常不明显，容易被忽略。疱疹病毒存在于阴道及宫颈的上皮细胞中，成为病毒携带者，如果行为不检点或是卖淫妇女，就将成为重要的传染源，使生殖器疱疹病毒很快就此扩散开。

妊娠妇女感染上了生殖器疱疹，可引起流产和新生儿的死亡。疱疹病毒的感染还可能与宫颈癌的发生有关，因此应该予以重视。

生殖器疱疹有哪些不适

生殖器疱疹通过性交传染。性交时生殖器皮肤黏膜之间的摩擦造成轻微的损伤就可使单纯疱疹病毒有可乘之机,侵入到人体。从病毒进入机体到发病之间的潜伏期一般为1周,但也可长至3周。发病的部位在男性多见于阴茎、龟头及包皮,女性多见于外阴、阴道及宫颈。在男男同性恋者,疱疹多见于肛门周围。

常见的表现为阴部出现一堆约3～4个至5～6个小水疱,基底有些潮红。几天后水疱破溃成为小的糜烂面或浅的溃疡,自觉疼痛不适,不治疗也可很快愈合,不留瘢痕。若疱疹发生在尿道口,那么水疱糜烂可使患者感到小便时疼痛,小便次数增多,尿道口有分泌物。若发生在阴道、宫颈,阴道分泌物会增多。在水疱的疱液及糜烂面的分泌物中含有疱疹病毒,此时发生性行为有很强的传染性。

有少数患者,以前从未发生过单纯疱疹病毒感染,即首次发生生殖器疱疹,医学上称为原发感染,症状较为明显。患者可感到全身不适,如发热、头痛、肌肉酸痛等。外阴部出现成群的水疱,破溃后发生糜烂、溃疡,炎症较为明显,红肿,自觉疼痛,大腿根部的腹股沟淋巴结亦可肿大,压之疼痛。皮疹一般持续1~2周，愈合所需时间也较长。

复发性生殖器疱疹

生殖器疱疹的症状较轻，发作后几天就可愈合，但令人头痛的是一旦染上生殖器疱疹后，容易复发。有时一年要复发好几次，持续多年。

生殖器疱疹为什么容易复发呢？这是因为机体在感染了单纯疱疹病毒后，很快就产生了抗体，也就是说有了免疫力，依靠身体的免疫反应，局部的病毒很快被清除了。但有些病毒可以沿周围神经逆行至相应的神经节中潜伏下来。它们平时静止不动，与机体"和平共处"，但一旦遇到"风吹草动"，即机体抵抗力下降如疲乏、工作劳累、精神紧张、大量饮酒、女性月经前后等因素它们就会活跃起来，沿周围神经扩散到皮肤黏膜中，大量复制，导致生殖器疱疹的复发。

复发性生殖器疱疹的症状与上一节讲述的相似，但症状较轻，愈合亦快，除了局部不适外无全身性的症状。复发的次数与频度因人而异，复发时间也无一定规律，但每次复发前都会感到阴部有烧灼感、瘙痒感或其他不适。一般发生在男性阴部的疱疹和女性外阴的症状明显，如果尿道、宫颈的复发很难诊断而被漏诊。

生殖器疱疹的预防与治疗

生殖器疱疹无特效的治疗方法，一旦染上又容易复发，因此预防是很重要的。道德标准是最重要的，不搞性乱，洁身自爱，一夫一妻，白头偕老。生殖器疱疹患者在性活动中应使用避孕套，使用避孕套前应检查有无破口，使用时防止滑脱，使用后应防止遗漏等。由于病毒极其微小，数量很多，尽管使用避孕套，也不能绝对避免病毒通过，但采用避孕套，对防止染上疱疹病毒及其他性病仍不失为一个行之有效而又简单易行的方法。

预防生殖器疱疹的复发是一个困难的课题。虽然目前有抑制疱疹病毒的药物如阿昔洛韦（无环鸟苷）等，用于生殖器疱疹发作初期，有缩短病程，减轻症状的作用，但并不能防止复发。长期连续服用，有阻止复发的作用，但有耐药的现象出现，使服用药物也不能控制复发。患者平时应注意劳逸结合，加强体育锻炼，增强体质，在性生活上应适度。对目前正患生殖器疱疹者，由于病变部位有大量疱疹病毒，容易传染给他人，因此在疱疹没有愈合之前应避免性生活。

治疗生殖器疱疹首选阿昔洛韦，方法是每天口服5次，每次200毫克。一般服用至水疱干涸、结痂脱落。阿昔洛韦价格低廉，治疗效果肯定，短期治疗

(一周)的费用一般在十几元。同类药物泛昔洛韦、伐昔洛韦等也可应用,但价格较为昂贵。临床上以阿昔洛韦最为常用;对频繁复发的患者,为预防复发,可以每天口服2次,每次400毫克,长期服用。本病治疗的关键就是:避免诱因和及时有效的抗病毒治疗。经过有效抗病毒治疗,本病不会造成严重的不良后果,患者不要有心理负担,要坚持科学的治疗。另外,长期服用阿昔洛韦的安全性是有明确数据证明的,可以放心应用。有的患者乐意用静脉点滴,其实不必。

生殖器疱疹有根治方法吗

目前尚没有"根治"疱疹的方法,中医药没有明确证据能根治本病,西药也只能控制发作,静脉输液的治疗效果与口服抗病毒药物治疗效果一样,都不能根治本病。所以目前有的医药广告上声称能根治本病的宣传都不可信,夸大其词。为避免复发,首先要避免诱因,潜伏的病毒在受到一些外在因素的影响而复活,复发的诱因很多。比如,频繁的性交、劳累、感冒、发热、酗酒、情绪紧张等。其次对于复发频繁的患者,可以用长期抑制治疗,即采用阿昔洛韦、伐昔洛韦、泛昔洛韦等药物,以较小的剂量,持续用药,需要半年到 1 年，甚至更长。应在医师指导下，视患者心理状况、疾病是否复发等考虑是否停药。在服药期间，疾病基本上不会复发，但停药后可能还会复发。笔者曾遇到连续服用了一两年，服药期间不犯，但停药后又复发的病例。这类药物安全性很好，长期用药不会对身体产生不利影响，也不必担心病毒会发生耐药。对于有复发前驱症状的患者，即复发前数小时至数天内在生殖器或肛门部位出现瘙痒、烧灼感、刺痛、会阴坠胀感等不适，可以在皮肤损害还没有出来之前加大服药剂量，同时外搽干扰素凝胶，每 2 小时一次，这样可能使复发抑制在萌芽阶段。庆幸的是，随着时间的推移，生殖器疱疹的复发一般逐渐减少，患者可不必终生与抗病毒药物为伍。

软下疳

软下疳是由一种细菌——杜克雷嗜血杆菌感染而引起的性传播病。这个病主要流行于热带、亚热带。在东南亚如印度、泰国等国家患者较多，我国见于南方，气温高、湿度大的地区，北方地区极少见到。新中国成立前，软下疳是我国一个常见的性病，新中国成立后已很少见，但近年来又有少数报告，应该引起警惕。

软下疳的患者大多为男性，在龟头、冠状沟或阴茎等外生殖器部位出现一个或数个直径在0.5～1.0公分大小的溃疡，呈圆形或椭圆形，边缘不整齐，上面有脓性分泌物，触诊时溃疡的基底较软，有明显的触痛。女性好发在外阴、尿道口及肛门，患者自觉疼痛。大约有一半患者发生腹股沟淋巴结肿大，大腿根部可以摸到肿大的淋巴结，由手指头大到核桃大小，表面红肿，有明显的压痛。肿大的淋巴结可以破溃流脓，形成的溃疡较深，边缘不整齐，有的边缘外翻呈唇状，成为"鱼口状"。愈合后成为大块状瘢痕。

软下疳与一期梅毒的初疮——硬下疳是有区别的。①软下疳的溃疡基底较软，而硬下疳的溃疡底部触之较硬。②软下疳的发病急，从性接触染上杜克雷嗜血杆菌到外阴部出现小红斑疹最短只需要1天，一般也仅2～5天，而梅毒硬下疳的发生需要经过2～4周潜伏期，也就是说从梅毒螺旋体进入皮肤到发生生殖器溃疡需要2～4周。③软下疳的进展快，局部出现皮疹后1～2天就成为脓疱，再过2～3天就溃破成为较为深凿的溃疡，同时腹股沟淋巴结肿大，疼痛；而梅毒硬下疳的发展较慢，炎症现象没有软下疳那么明显，硬下疳时腹股沟淋巴结可以肿大，但不会发生破溃。④软下疳的溃疡有较为明显的触痛，而硬下疳并无明显的疼痛。

软下疳的确诊除了靠临床表现外，还要靠病变部位分泌物涂片或培养中发现病原菌。治疗的药物有磺胺类的复方磺胺甲唑、红霉素及多西环素等,患者应该在医务人员的指导下服用,治疗效果很好。

性病性淋巴肉芽肿

性病性淋巴肉芽肿又称为第四性病,由沙眼衣原体血清型 L1、L2 及 L3 所引起。以热带、亚热带多见,在我国极为少见。

性病性淋巴肉芽肿主要通过性交传染。患者大多为青年男性,好发于龟头、冠状沟、包皮及阴茎。女性可见于小阴唇、阴道口及子宫颈等处。在一次不洁性交染上病原体后,大约经过 1～3 周的潜伏期后在外阴部出现黄豆大小的水疱、脓疱,很快破溃成为直径约 0.5 公分大小的浅溃疡。由于无明显疼痛,常常不引起患者注意,10～20 天后溃疡可自行愈合,不留瘢痕。过了 3 周以后,与溃疡同侧的腹股沟淋巴结出现肿大,肿大的淋巴结最初彼此孤立,它们质地较硬,触之疼痛,之后相互粘连融合成块状,表面皮肤呈青紫色。数周后肿大的淋巴结可破溃流脓,要经过几个月才能愈合,留下瘢痕。在淋巴结发炎时,患者可出现发热、头痛、关节痛等周身不适。明确诊断后以多西环素、四环素、米诺环素或红霉素口服治疗效果较好。

? 如何对待发生在外阴部的溃疡

到目前为止，我们已介绍了四个发生在外阴部的溃疡：它们是梅毒螺旋体引起的硬下疳、杜克雷嗜血杆菌引起的软下疳、疱疹病毒所致的生殖器疱疹及衣原体引起的性病性淋巴肉芽肿，这四个病主要都是通过性交接触传染，因此都属于性传播病。那么，还有没有其他可引起外阴部发生溃疡的病变呢？是不是所有发生在外阴部的溃疡都是性病呢？

发生在外阴部溃疡、糜烂性损害常见的还有固定药疹、重症型的多形红斑、白塞病（又称口、眼、生殖器综合征）及急性女阴溃疡等，这些溃疡都不通过性接触传染，不是性病。为了帮助读者认识这些病变，下面作一个简单的介绍。

固定药疹并不少见。它是由于患者对某些药物过敏而引起的。固定药疹与一般的药物过敏不同之处在于固定药疹好发生在皮肤黏膜的交界部位如口唇及外阴部，而且每次发作都固定在同一部位。可引起固定药疹的药物有许多，常见的有复方磺胺甲唑、增效联磺片、四环素、解热镇痛片及退热药。发生在外阴部的以男性较为多见。患者在服用了药物后，经过数小时至3周的潜伏期而发病。假若患者是第一次过敏，潜伏期会长些；假若患者已多次过敏，那么在服药几分钟或几小时就感到外阴部烧灼感、灼痒感，很快出现圆形的红斑，并在此基础上出现水疱、大疱。皮疹多见于男性的龟头、包皮内侧、冠状沟及阴囊部位；女性的阴唇一般为单发，如二分或五分钱币大小。固定药疹的水疱破溃后成为糜烂或浅溃疡，其上有分泌物。由于每次服药后都在同一部位出现皮疹，故名固定药疹。固定药疹的糜烂及溃疡很浅表，而梅毒硬下疳时的溃疡不但深、而且触之硬。见到外阴部钱币状大小的糜烂面，应详细询问患者近 3 周内的服药情况，若以前患者有服药后类似的发病那么诊断就更容易被确定了。

重症多形红斑也常与服药过敏有关。不仅外阴部，而且口腔黏膜、口唇及眼的结合膜也发生红斑、水疱及糜烂。患者有发热，关节酸痛等全身症状，是不难与性病相区分的。

白塞病又名口、眼、生殖器综合征，患者除了有生殖器溃疡外，还有口腔溃疡，眼病如虹膜睫状体炎、葡萄膜炎，皮肤上有毛囊炎、小腿可有疼痛性的结节等。患者有发热、关节痛等全身症状，诊断也是不困难的。

急性女阴溃疡很少见，是发生在年轻女性外阴部的溃疡，单发或多发，常在大阴唇或小阴唇，溃疡较深较大，自觉疼痛，很难治疗，病程长，愈合后留下瘢痕。急性女阴溃疡的原因尚不明确。

此外，还有杜诺凡小体所引起的腹股沟肉芽肿，也可在外阴部出现溃疡,这个病近几十年来我国尚无报告。各种恶性肿瘤,如发生在外阴部的鳞状细胞癌、恶性黑素瘤、湿疹样癌、恶性淋巴瘤等也可以出现溃疡。

总之,外阴部出现溃疡,应及时到医院去检查,一般说来诊断是不太困难的。

念珠菌性外阴阴道炎

念珠菌广泛存在于自然界中,在人体的口腔、肠道、阴道等温暖潮湿的部位也存在,它们与其他的微生物处于平衡状态,并不造成疾病,但在一定条件下这种平衡被打乱,念珠菌大量繁殖,就可以造成疾病,因此将念珠菌称为条件致病菌。造成外阴阴道炎的主要是白色念珠菌。尤其是当前我国存在抗生素的大量、广泛、多种联合应用,已经打乱了人体内自身的微生态系统,再加上女性不正确的长期冲洗阴道的不良习惯,造成了此类疾病的广泛流行。

在性病门诊中,念珠菌性外阴阴道炎并不少见。它有些什么表现呢?外阴部瘙痒,往往奇痒难忍是促使患者到医院就诊的一个主要原因,检查时外阴部皮肤黏膜红肿,表面可以有白色的膜。由于剧烈的搔抓，往往有糜烂、脓疱、抓痕。患者的白带多，呈豆腐渣样或奶酪样。检查时可见阴道黏膜潮红充血，表面有一层白色的伪膜，阴道内有不少豆腐渣样的物质。将白膜或豆腐渣样物放在显微镜下检查，就可以看到白色念珠菌的菌丝及孢子。白色念珠菌在外阴阴道中的大量繁殖造成局部炎症，患者感到外阴部烧灼、发热、刺痒，严重时外阴部、肛门周围、大腿根部、腹股沟区域大片的发红、肿胀。尿道口的炎症使患者在小便时感到尿道口疼痛，灼感，小便次数增多，频数；阴道的红肿使性交时疼痛、不适。

滥用抗生素会诱发念珠菌性外阴阴道炎

如上面所述，在正常妇女的阴道中就存在有念珠菌，它们与阴道中的其他细菌等微生物处于一种平衡状态，对机体并无害处。性病患者如淋病、非淋病菌性尿道炎等患者往往过量使用抗生素，以为抗生素用量越大、服用时间越长那么细菌会被杀灭得越干净、越彻底。其实这是错误的。任何治疗用药都要适度，将病原菌杀死即可。过度、反复的使用抗菌药物将会对存在于机体中正常的细菌丛起到抑制作用，结果使机体内微生物间平衡破坏，菌群失调，某些细菌被抑制住了，而另一些则过度生长，使某些原来对身体无害的菌变成为有致病作用的菌。在性病门诊中所见到的念珠菌性外阴阴道炎大多就是因为治疗其他性病大量使用了抗生素如头孢曲松、大观霉素、米诺环素等，原来的性病是治好了，但又冒出了新的问题——念珠菌性外阴阴道炎。

念珠菌性外阴阴道炎的致病菌白色念珠菌很容易通过性交传染，是一个常见的性传播病。除了性接触直接传播外，还可以通过患者污染的内裤、浴巾、浴盆等而间接传染。

? 念珠菌性龟头包皮炎

白色念珠菌感染发生在男性外阴部，表现为龟头包皮炎，患者的龟头、包皮内侧面、冠状沟等部位潮红肿胀，上面有小白点或白色的膜，有时亦可凝集成乳酪样。外阴部瘙痒显著，有时会出现小便疼痛，小便次数频繁等尿道炎的症状。念珠菌性龟头包皮炎在有包皮，尤其是包皮过长者更容易发生。患了念珠菌性龟头包皮炎可外用抗真菌的药膏如联苯苄唑软膏、咪康唑（达克宁）软膏等。

念珠菌感染以女性阴道炎多见，男性患了念珠菌性龟头包皮炎，应该请他的妻子去医院检查。夫妻双方任何一方患了念珠菌性外阴炎，另一方也应去作检查。念珠菌性外阴炎是有特效药治疗的。夫妻双方同时接受治疗对防止复发是重要的。

念珠菌性外阴炎并不都是性传播的

引起机体内部微生物失去平衡，或使皮肤黏膜与念珠菌间处于共生状态的环境发生变化的内外因素都可以促使念珠菌性外阴炎的发生。这些内外因素如妊娠、糖尿病、大量应用广谱的抗生素、使用免疫抑制剂如泼尼松等。

妊娠时阴道上皮内糖含量增高，阴道黏膜充血，分泌物多，阴道内的酸性环境十分适宜白色念珠菌的生长，因此孕妇较易发生念珠菌性外阴阴道炎。糖尿病时阴道上皮内的糖含量也增高，分泌物中含有糖分，无论男性还是女性，均容易发生念珠菌性外阴炎。对中老年人，如果反复发生外阴部痒，应该检查晨起空腹时的尿糖，查空腹血糖，以检查是否患了糖尿病。大量广泛使用抗生素不只发生在性病患者，许多细菌感染性疾病如气管炎、肺炎、胃肠炎等也都需要应用抗生素，在应用过程中，若出现外阴部痒，皮肤黏膜红肿，有分泌物，就应该及时到医院检查，以确定是否患上了念珠菌性外阴炎。

滴虫性阴道炎

这也是以外阴部瘙痒为主要表现的性传播病。病原体是毛滴虫。毛滴虫既可侵犯女性的泌尿生殖道,也可侵犯男性的泌尿生殖道,但以女性患者为多见。

患了滴虫性阴道炎,患者会感到外阴部瘙痒、灼热、分泌物多。白带的特点是稀薄,泡沫状,黄色或黄绿色,有臭味。检查时阴道、宫颈黏膜红肿,阴道内、尤其是后穹窿可见较多稀薄泡沫状的分泌物。取一滴分泌物在显微镜下检查可见带有鞭毛的滴虫。

滴虫可通过性交传染给对方。男方染上了滴虫常侵犯尿道及前列腺,可以无症状,也可表现为尿道口有少许分泌物,有轻度的尿道炎症状如尿频、尿急、尿疼。侵犯了前列腺,还会出现腰酸背痛,下腹部不适等症状。

滴虫性阴道炎的治疗主要采用甲硝唑,内服及外用,应该在医生的指导下使用。夫妻双方有一方患了滴虫病,应同时接受治疗。

疥疮是一个传染病

疥疮是由螨虫即疥螨所引起的一种传染性皮肤病，可以在卫生状况不好，人口密集的人群中、在集体宿舍中、在家庭中传染开来。

疥螨雌虫、雄虫在人体表面交配后，雄虫死亡，雌虫就钻入人皮肤最表面的角质层内寄居下来，"生儿育女"繁衍后代。雌性疥螨的寿命在 2 个月左右，离开人体还可活 2～4 天。疥螨喜欢寄居在人体皮肤薄嫩、皱折的部位，最开始常常在手指缝出现皮疹，之后在腋窝、腹股沟、外阴部、女性乳房下、男性的阴囊、阴茎及龟头等部位发生皮疹。严重时皮疹可泛发全身，周身遍布米粒大的丘疹。疥疮的一个突出症状就是痒，周身瘙痒，晚间尤甚，常常因为剧烈的瘙痒而不能入睡，影响睡眠。

与疥疮患者直接接触可传染疥疮，这在家庭中较为常见。往往一人感染后，其他家庭成员也陆续感染。我们也见到在公共交通工具如轮船、火车、长途汽车，由于乘客多，相互挤在一起，皮肤或衣物的直接接触也可造成疥螨从患者传染到健康人。

得了疥疮如何治疗

治疗疥疮可外用10％硫黄软膏，将药膏自颈部以下擦遍全身，特别要注意皮肤皱折部位，如腋窝、手指间、手腕、脐周、大腿根部、外阴部，因为疥螨喜欢寄居在这些部位。每天用1次，连续使用3天后洗澡，并更换全部内衣。对于儿童及孕妇，应该使用5％的硫黄软膏。1％丙体六六六（市售的疥灵霜）是另一个治疗疥疮的有效药物，方法是将药膏均匀涂在自颈部以下的全身，用药24小时后洗澡，一般一次治疗就可以了，必要时可重复使用一次。因为丙体六六六霜外用后部分可经皮肤吸收，有一定毒性，因此儿童及孕妇不应使用。有癫痫的患者也不应使用。疥疮患者的外阴部常有豆大暗红色的结节，自觉瘙痒，称为疥疮结节。在外用药物治疗后，身上的皮疹都可以消退，唯独疥疮结节仍可存在一个时期，经常需数月后才能消退。外用曲安西龙霜、皮炎平软膏等可促进其消退。有的患者在用药后，身上仍然感到瘙痒，此时应去医院检查一下是否皮肤上还有疥螨。如果没有，那么用一般的止痒药物即可，瘙痒是会慢慢消失的。患者的内衣、床单、被褥等应该消毒，可以用开水烫洗。如不能烫洗，可在太阳下暴晒、拍打。也可浸泡在0.5％煤酚皂液中5分钟。

患者的密切接触者最好能同时接受治疗，否则也应密切观察，一旦出现症状应立即治疗。共用的床单、被褥等要消毒。

 ## 长在阴部的虫子——阴虱病

阴部也可以长虱子，这是一种形态特殊的虱子，称为阴虱。阴虱牢牢地抓在阴毛上，它喜欢将脑袋扎入皮肤中，吸吮人体的血液。吸饱了血，它就在阴毛及阴部皮肤上爬行。阴虱患者感到阴毛部位剧烈的瘙痒，在内裤上，常常有许多针尖大暗红色的出血点。仔细检查可以在阴毛上见到虱体和虱卵。

阴虱大多是通过性接触而传染，与阴虱患者共用床单、被褥、衣服等也可染上。

治疗阴虱最简单的办法是剃去阴毛，局部外用10％硫黄软膏或丁香罗勒软膏。也可外用1％丙体六六软膏，25％百部酊。性伴侣应同时接受治疗。患者的内裤、床单、被褥等应煮沸消毒。由于阴虱者常有性乱的病史，因此应检查是否同时染有其他性病。

第8章

20世纪的瘟疫
——艾滋病

艾滋病到底是什么病?

艾滋病病毒即人类免疫缺陷病毒（Human Immumodeficiency Virus，HIV），是一种攻击人体免疫系统的病毒，感染后使人的免疫系统遭到破坏，机体丧失对各种感染及肿瘤性疾病的抵抗力而发病，若不治疗最终将导致死亡。艾滋病病毒一旦进入人体，就与细胞的基因整合为一体，人体没有能力使其分开，更没有力量杀灭它，艾滋病病毒就成为一种"整合入人体基因"的病毒。

与其他病毒一样，人体免疫系统在接触艾滋病病毒后会产生抗艾滋病病毒抗体，但这种抗体对人体是没有保护作用的，因而无法阻止艾滋病病毒的繁殖和扩散。艾滋病病毒与其他病毒的不同之处主要在于其具有极强的变异能力，一个艾滋病病毒在一天时间内可以复制出100亿个病毒，而且基因变异的概率是万分之一，这样迅速的随机变异使得疫苗的研发很困难，所以至今没有成功研制出疫苗。

从性传播、吸毒角度来看，它是一种社会行为性疾病，所以只有通过社会行为的控制，才可以防止它的传播。

近年的艾滋病流行形势

艾滋病（AIDS）是由人类免疫缺陷病毒（HIV）所引起的一种传染病。可通过性接触传染，也可通过血液途径及母婴途径传播。由于艾滋病的病程呈慢性经过，目前又无有效的治愈方法，染上了艾滋病病毒的人过早死亡，因此又被称为"超级癌症"。艾滋病的传播速度很快，在短短二十余年它"所向披靡"，已席卷世界，造成了数以百万计的人死亡，因此又称为"20世纪的瘟疫"。

艾滋病是1981年在美国首先发现的，2007年全球共有3 320万艾滋病病毒感染者；其中非洲新增艾滋病病毒感染者数量为170万人，与2001年相比出现显著下降，但非洲仍然深受艾滋病之害。目前非洲大约有2 250万感染者，占全球的68%。八个非洲国家的新增艾滋病感染者数及死亡数为全球总数的三分之一。2007年，亚洲艾滋病病毒感染者为490万人，其中新增感染者数量为44万人；因与艾滋病相关的疾病而死亡的人数为30万人。柬埔寨、缅甸和泰国的艾滋病病毒感染率出现下降；而印度尼西亚和越南则出现上升，印度尼西亚是艾滋病病毒感染率增加最快的亚洲国家，越南的感染者数量在2000—2005年间翻了一倍多。

中国艾滋病流行情况截至 2007 年 7 月底，累计报告 HIV/AIDS 214 300 例，其中 56 758 例已经是艾滋病患者，死亡报告 18 246 例。据最新疫情评估结果显示，全国现有艾滋病病毒感染者和患者约 65 万人，其中艾滋病患者约 7.5 万人。

我国 HIV/AIDS 流行可划分为 3 个时期：1985—1988 年称为输入散发期，除 4 例因使用被 HIV 污染的进口Ⅷ因子而感染的我国血友病患者之外，其余 HIV/AIDS 病例均为境外输入性。1989—1994 年被称为局部流行期，主要在部分边境地区流行，以静脉注射吸毒者聚集性为标志。1995 年至今被称为广泛流行期，目前我国每个省（自治区、直辖市）均有 HIV/AIDS 发现，且数量在不断增加。

我国艾滋病疫情地区差异大，呈不断上升趋势，传播途径仍以吸毒传播为主。但 3 种传播途径并存，经性接触而感染 HIV 的人数不断增加，使艾滋病逐渐由高危人群向一般人群扩散，女性感染者比例上升。虽然我国目前仍属于艾滋病的低发区，但由于卖淫嫖娼、吸毒、性乱现象的存在，我国周边国家艾滋病的流行，因此存在着艾滋病在我国蔓延的潜在因素，对艾滋病的预防工作决不能掉以轻心。

艾滋病是如何传播的

艾滋病主要通过性接触、血液途径及母婴途径这三个方式传播。经性传播：无保护的肛门性交、阴道性交、口腔性交。经血传播：输入被艾滋病病毒污染的血液或血制品；接受艾滋病病毒感染者的器官（器官移植）、精液（人工授精）；与感染者共用注射用具（如静脉吸毒者共用注射针具）。垂直传播：被感染的怀孕妇女可能在怀孕后、分娩过程中、哺乳期将艾滋病病毒传给她的胎儿或婴儿。

艾滋病传播的主要途径——性接触，艾滋病病毒存在于体液、血液、精液、阴道分泌物中，性交时双方的密切接触，皮肤黏膜的轻微损伤就有可能使艾滋病病毒进入体内而受到感染。

艾滋病在美国首先是在同性恋的人群中发现的。男性同性恋主要以肛交的方式进行性接触，肛门黏膜较为脆弱，肛交很容易造成黏膜的破损，为传播疾病开了门户。男性同性恋者性伴不固定，而且不同城市、不同国家间的同性恋者经常来往，形成了一个网络，所以艾滋病一旦在同性恋人群中出现，就会以很快的速度传播开。

艾滋病虽然最先是出现在男性同性恋的人群中，但很快也出现在异性恋中。在东南亚某些国家，卖淫妇女中艾滋病病毒的感染率达到60%～70%,她们成为传播艾滋病重要的传染源。一般说来,通过一次性交,艾滋病病毒从男性传给女性的机会较之女性传给男性的机会要大2～3倍。对于嫖客与妓女来说,他(她)们的性活动极为频繁,因此一旦有一方为艾滋病的感染者,艾滋病病毒就很快会传给另一方。目前,世界范围内艾滋病主要是通过异性间的性接触而传播的。

必须指出的是:口交同样能传染艾滋病、性病。和肛门性交或阴道性交比较,口交感染艾滋病的危险性较低,但并不是没有危险。口交传播艾滋病病毒并不需要一个明显的破裂伤口或出血的牙龈,除极小的伤口和擦伤成为病毒进入的门户外,有些研究表明完整的黏膜也可以感染艾滋病病毒。美国的一项研究发现,多达8%的同性恋男人中艾滋病病毒的感染是因为口腔性行为引起。此外,通过口交还可感染淋菌性咽炎、口腔咽部的尖锐湿疣、梅毒等性病。所以,在进行口交时也要采取戴安全套等保护措施。

在几种性交方式中其危险程度由高到低依次为:肛门性交的被插入方＞肛门性交的插入方＞阴道性交的女方＞阴道性交的男方＞口腔性交的被插入方＞口腔性交的插入方。

人体感染艾滋病病毒会有什么严重后果？

艾滋病病毒侵入人体后直接侵犯人体免疫系统。攻击和杀伤人体免疫系统中最重要细胞之一，即 $CD4^+T$ 淋巴细胞，使机体丧失防御能力。人体内的 $CD4^+T$ 淋巴细胞约有1000亿个，艾滋病患者约有250亿被病毒感染，它们在体内每天产生10亿～20亿病毒颗粒。免疫系统和病毒进行持续的殊死搏斗，人体免疫系统最终无力抗敌，导致对各种病原体没有清除能力，并发各种严重的机会性感染、恶性肿瘤等，最终导致死亡！

 在体外怎样杀死艾滋病病毒？

艾滋病病毒在人体内很狡猾且破坏力强大，但它对外界抵抗力却很弱，加热56℃，30分钟可以将它灭活；一般消毒剂如50％～70％乙醇、5％石苯酚、0.1％家用漂白粉、2％甲醛、2％次氯酸钠溶液等也可灭活病毒。艾滋病病毒感染者或患者的废弃物可采用焚烧的方法，需重复使用的衣物可用煮沸及高压蒸汽消毒，不宜煮沸的物品可用2％戊二醛、70％乙醇溶液等浸泡10分钟后再洗净。家用漂白粉、次氯酸钠及乙醇等常用于被污染的环境及物体表面的消毒。但紫外线对艾滋病病毒的消毒没有用。

艾滋病病毒有几种基因型？

艾滋病病毒分为HIV-1和HIV-2两种,HIV-2最早发现于西非地区,目前广泛流行于全球的是HIV-1。研究证明,感染HIV-2的机体发展成艾滋病,潜伏期相对长,症状较轻,存活期也长。我国的部分地区也陆续发现此类病毒感染者和患者。

目前已有报道多个亚型的基因重组病毒和耐药病毒株,这是对人类的更大挑战。

我国艾滋病病毒感染人群有何特点？

我国艾滋病病毒感染人群的特点可归纳为:
1. 感染以青壮年(20~49岁)为主,占90%多。
2. 感染人群以吸毒、男同性性行为者和异性性行为及使用过被污染的血、血制品人员为主。
3. 由高危人群向一般人群扩散。

4. 男男同性恋人群主要分布在城市人群，吸毒者以新疆、云南、广西等为主，但其他省市都有散在分布。

艾滋病传播的有效途径——血液

艾滋病病毒可通过血液或血液制品而传播。艾滋病病毒存在于人的血液细胞中，因此很容易通过血液或血液制品而传播。在艾滋病患者的血液中含有大量艾滋病病毒，只要少量的血就足以传染他人。所以血液安全是非常重要的。

血液制品如冻干血浆，治疗血友病患者使用的第Ⅷ因子、第Ⅸ因子等，都是将许多献血者的血混合后，从中制备的。可以设想，只要在献血员中有一位是艾滋病病毒的感染者，就将造成这一批血液制品中含有艾滋病病毒。由于接受血液制品者大多有着重症的疾病，本来抗病能力就很弱，一旦艾滋病病毒进入，即便很少量，也足以使其感染。我国最初（1985年）的几例艾滋病病毒感染者就是注射了从国外进口的血液制品第Ⅷ因子而受染的。

此外，器官移植如肾移植、肝移植等，如果献出脏器者为艾滋病病毒感染者，那么也很容易使脏器移植者感染上艾滋病病毒。

静脉吸毒——艾滋病传播的重要途径

静脉吸毒是指将毒品溶解后放入注射器内，扎入静脉血管后直接推入人的血液中。吸毒者常三五成群，当毒瘾发作时，会不择手段，此时往往三五个人共用一个注射器，第一个人注射完后注射器不经任何处理第二个人接着用，就这样同一个注射器、同一个针头在不同人身上反复使用。如果其中有一人血中带有艾滋病病毒，那么通过一次静脉注射后在针头上残留血液中的艾滋病病毒就足以使以下的人受到感染。所以静脉吸毒的传播途径就是通过血液的传播。

我国云南省是因吸毒而感染艾滋病的高发区，尤其是靠近中缅边界的瑞丽地区。这一地区也是吸毒较为严重的地区。吸毒与卖淫嫖娼这两个公害常常结伴而行，嫖娼者在吸毒后通过乱交将快感得以宣泄，而女性吸毒者多以卖淫换取购买毒品的金钱，所以吸毒与卖淫嫖娼者是艾滋病、性病的高发人群。

艾滋病传播的危险途径——母婴传播

妊娠妇女在怀孕期间，艾滋病病毒可通过脐带血传播至胎儿，使胎儿受染。这样艾滋病将不仅损及孕妇本人，还将直接影响到下一代，关系到人类的生衍繁殖。不但在怀孕期间，在分娩过程及分娩后的哺乳期，艾滋病病毒也有机会由母亲传染给婴儿。

在我国，尤其在艾滋病高发区的地区，母亲传染给婴儿的流行情况已经很多。已经有很多儿童是由于母婴传播而感染的，目前国家正在进行免费的母婴阻断项目，以减少儿童感染艾滋病的危害。

 ## 艾滋病高危人群有哪些？

艾滋病高危人群是指最容易感染艾滋病病毒的人群，这个人群往往具备所谓"艾滋病的高危行为"。主要包括以下几种人：共用针具进行静脉注射毒品的人群、有多个性伙伴者、男男性行为者、嫖娼者、从事性服务的人群、艾滋病病毒感染者或艾滋病患者配偶、性伙伴、子女，各种性病患者，以及接受过未经检验的血液、血液制品或器官移植的患者等。

所以想不得艾滋病,要自觉远离不良的行为,忠于家庭,遵纪守法,只有这样才能不成为艾滋病病毒的受害者。

❓ 怎样知道是否感染艾滋病病毒

人体感染上艾滋病病毒后,在相当长的一段时间内,没有明显的症状和体征,因此,从自我感觉和外表上无法确认是否感染。但感染后人体会产生艾滋病病毒抗体,此种抗体不能保护人体,只表明人体感染了艾滋病病毒。无论谁想知道自己是否感染艾滋病病毒,都必须检查血液中的艾滋病病毒抗体。只有确证试验结果阳性才能诊断为艾滋病病毒感染。

但对于婴儿却是另外一种情况,由于出生于感染了HIV母亲的婴儿,出生时可能带有来自母体的HIV抗体。这意味着用酶联免疫吸附实验(ELISA)或简单快速检测方法,他们的结果均为阳性,但并不一定意味着该婴儿已被感染。当婴儿长到9~18个月时,母亲抗体开始消失。因此建议在婴儿出生后18个月测定HIV抗体,如结果阴性,则判定为未感染HIV。如呈阳性反应则判定婴儿感染HIV。如果有条件可以在任何时候查婴儿的血浆病毒载量,大于最低检测值就可以诊断为HIV感染。

窗口期是怎么回事及窗口期有多长

人体感染艾滋病病毒后，一般需要 2 周的时间才能产生抗体。"窗口期"是指人体感染艾滋病病毒后到血液中能够检测出艾滋病病毒抗体的这段时间，一般为 2 周～3 个月。在这段时间内，血液中检测不到艾滋病病毒抗体，但人体内有大量的艾滋病病毒，此时传染性极强。由于"窗口期"的长短和检测试剂的灵敏度有关，所以"窗口期"的时间随着艾滋病病毒抗体检测试剂的发展在缩短，现在使用的第四代初筛检测试剂，"窗口期"已缩短至 3 周左右。如果检测的时间处于"窗口期"，结果是阴性，则应在 3 个月时再采血做一次检查，方可明确诊断。

许多朋友来电询问窗口期的时间问题，有的问是否 2 周或 1 个月，也有的说是否要等 6 个月甚至 1 年的，那么窗口期到底多长呢？据有关资料介绍，人体感染 HIV 后 2 周血液中出现 HIV 抗体，一个月后 95％以上的人可检测出 HIV 抗体，个别人抗体出现较迟。

美国疾病预防控制中心 1999 年公布，通过 14 年间对 HIV 抗体的检测，HIV 的窗口期为 1～3 个月。美国从 1985 年开始对所有献血者进行 HIV 抗体监测。1985～1990 年，对献血者使用第一代酶标诊断试剂筛查，1990年以后使用基因重组酶标诊断试剂，14年间只有一例患者窗口期超过3个月。但现在的三代和四代初筛试剂已经把窗口期缩短到3个月，这意味着高危性行为后3个月抗体还是阴性，可以排除感染了。

? 性病与艾滋病是一对难兄难弟

性病患者更容易感染艾滋病病毒。因为艾滋病病毒可存在于精液及阴道分泌物中，性病患者通常有不安全的性行为史，性伙伴不固定，正是这些原因为艾滋病病毒的感染提供了条件。

若性病患者在生殖器表面有破溃时，相互传染的可能性就更大。如一期梅毒的硬下疳，外阴部出现无痛性的溃疡，如不及时治疗，可持续存在数周；如生殖器疱疹、疮疹常反复发作，在外阴部经常有小的糜烂面；又如软下疳，在外阴部出现疼痛性的溃疡，这些伤口为艾滋病病毒及其他病原体的入侵敞开了大门。性伙伴一旦感染有艾滋病病毒，其精液或阴道分泌物中的病毒就会透过破损的皮肤进入对方。

还有淋病、非淋菌性尿道炎和宫颈炎会有大量炎症细胞，这些细胞都为HIV病毒提供了很好的载体，所以艾滋病在性病患者更易发生。

全球流行病学、生物学和人群干预性研究都证明，性病是 HIV 传播的协同因素，也就是说感染性病后会增加感染 HIV 的危险性。即与未患性病的人相比，一个性病患者与一个 HIV 感染者发生性接触，其感染 HIV 的危险性，是未患性病者的 1.5～8.5 倍，最高 18 倍。无论是生殖器溃疡性疾病，还是非溃疡性疾病均可增加感染 HIV 的危险性，如全球 34 个纵向和横向研究证明，感染梅毒可增加感染 HIV 的危险性达 2～9.9 倍，软下疳增加感染 HIV 的危险性达 2.4～18.2 倍，生殖器疱疹增加感染 HIV 的危险性为 2.3～8.5 倍，沙眼衣原体感染为 3.2～5.7 倍，淋病为 1.5～8.9 倍，阴道滴虫病为 2.7 倍，尖锐湿疣为 3.1～4.1 倍。另有研究证实，支原体感染、念珠菌性阴道炎、细菌性阴道病等性病同样均将增加 HIV 感染的危险性。

在西方国家，艾滋病病毒的传播 80% 是通过性途径，在我国，虽然艾滋病病毒的传播在当前主要是通过血液传播途径，也就是说通过静脉吸毒者共用注射器针头而传播，但通过性接触传播的比例正在上升，2007 年新报告的 HIV 感染者中有 56.9% 是通过性传染而感染的，尤其在大中城市的男男同性恋感染艾滋病已经成为主要的防治重点。

日常生活的接触是否会传染上艾滋病

日常生活接触，包括握手、拥抱、乘坐公共汽车，在同一办公室工作是不会传染上艾滋病的。共同使用游泳池，共同使用喝水杯及食具，共同使用电话、厕所也不会使艾滋病病毒传播。艾滋病病毒离开人体在干燥的环境中是无法存活的。研究表明艾滋病病毒不会通过咳嗽、打喷嚏，也不会通过蚊虫叮咬传播。社交型的浅接吻绝对不会感染艾滋病。浪漫型的、双方的唇舌绞在一起的深接吻或叫法国式接吻，也只是在理论上存在着趋近于零的感染的可能性。这种感染的可能性只有当双方都有牙龈出血或口腔溃疡时才存在。

因此艾滋病虽然是一个可怕的传染病，但如前面所讲述的，它传播的三个途径即性接触、血液传播及母婴传播，其中性接触及静脉吸毒是我国目前两个主要的传播途径，所以说，艾滋病是一个因不良行为而导致的疾病，对一般人并无威胁，没有必要"谈虎色变"。即便在周围出现了艾滋病患者，也应从生活上，思想上关心他（她），而不应遗弃他（她）。照顾艾滋病病毒感染者或艾滋病患者的家属或医护人员是不会因此而染上 HIV 的。但是一定注意在医疗行为和护理过程中的针头和利器伤害造成的意外感染。

蚊虫叮咬会传染艾滋病病毒吗

蚊虫叮咬不会传染艾滋病。这可以从实验室的科学研究结果和艾滋病的流行病学研究结果两个方面证明。

实验室科学研究结果从以下几个方面否定了蚊虫叮咬会传播艾滋病的可能性。第一，艾滋病不能像疟疾、登革热、流行性乙型脑炎等通过蚊虫传播。后面这几种疾病的病原体在蚊虫体内能存活并增加数量，然后到达蚊虫的唾液腺，在蚊虫叮咬人时，将含有病原体的唾液注入到人体内使人感染。但艾滋病病毒在蚊虫体内不能存活，它被蚊虫作为食物消化掉了。第二，叮咬了艾滋病病毒感染者的蚊虫口器上的艾滋病病毒数量远不足以感染它叮咬的下一个人；另外，当蚊虫叮咬人被打死时，从被叮咬的皮肤创口进入人体内的艾滋病病毒数量远不足以引起感染。第三，有人问，蚊虫的长口器犹如皮下注射针筒，为什么针筒可以传播艾滋病病毒，而蚊虫不会？因为蚊虫的食管与唾液管不是同一条管子。它从一条管子吐出唾液，由另一条管子吸入血液。血液的吸入是单向的，不会再由食管吐出来，这是与注射针筒不同之处。因此，蚊虫在叮咬吸血时，不会将它已经吸到肚里的血（它的食物）再反吐到被叮咬人的体内。

艾滋病的流行病学研究结果也否定了蚊虫叮咬会传播艾滋病的可能性。从艾滋病开始流行到现在，所有已被感染的人都是经血液、性或母婴传播渠道被感染的。并没有因为蚊虫叮咬而使世界上千万个感染者的父母、兄弟、姐妹被感染，虽然他们大多数常年生活在一起。

针头刺伤后危险性有多大

研究资料显示：被艾滋病病毒污染的针头刺伤后，发生艾滋病病毒感染的几率为0.33%（20/6135）。美国疾病预防控制中心进行的一项研究显示，影响针头刺伤后感染艾滋病病毒的危险性因素包括：刺伤的深度、针头的性质（空心比实心更危险）、有可见的血液从伤口溢出、针头刺伤了静脉和动脉、污染源来自感染早期和晚期艾滋病病毒感染者（病毒载量高）。

此外，任何用具，只要是共用的、能刺破皮肤又不能保证严格消毒，都有传播艾滋病病毒的可能性。因此，在做美容、理发（特别是用剃刀修面时），要确信所用的器械已经过严格消毒。应避免文身，如果做的话，也要使用经严格消毒的器械。

目前正规的途径献血和成分献血是不会感染艾滋

病病毒,因为你没有接受输血。但是,如果抽血的针头不是一次性的新针头,就有可能感染了。如果提取了血浆再把红细胞输回体内,且消毒得不到严格保证和操作不规范,危险性就更大了。

艾滋病病毒在体外能存活多长

艾滋病病毒在体外的抵抗力不强,对热、干燥、阳光极为敏感,如在 60℃ 环境下经过 3 小时或 80℃ 经过 30 分钟即不能检出感染性病毒。一般消毒剂,如 50%～70% 的酒精、11% 的来苏儿、0.1% 的家用漂白粉和 84 消毒液皆可杀灭。但艾滋病病毒在污染的血迹中能存活一段时间。另一方面,完好无损的皮肤可以防止艾滋病病毒侵入体内。在日常生活如如厕、握手、乘公交车、出租车等一般不会传染艾滋病病毒。因此我们不用担心日常生活和公共场合下会传播艾滋病了。

有些患者总是强调接触的物品上会不会有污染的血液或分泌物、自己的皮肤会不会有微小破口,而终日惴惴不安。事实上这种情况没有人能确定并调查其感染的可能性,只能说到目前为止没有这种感染情况的发生,这种怀疑心理可能是一种病态心理的临床表现。

艾滋病病毒感染者与艾滋病患者有何区别？

艾滋病病毒感染者是指感染了艾滋病病毒，免疫功能破坏不甚严重，没有发生机会性感染的人。即机体感染了艾滋病病毒以后，病毒潜伏在体内不断复制，缓慢地破坏机体的免疫系统，毁坏人体的免疫功能，在免疫功能还没有受到严重破坏的情况下〔一般指 $CD4^+T$ 淋巴细胞$\geq 200/mm^3$〕没有出现严重的腹泻、疱疹持续的消瘦和高热等艾滋病的临床症状体征，所以被称为艾滋病病毒感染者。

一部分感染者在艾滋病病毒进入体内 2～4 周时，出现艾滋病病毒血症和免疫系统急性损伤所产生的症状，如发热、盗汗、咽痛、腹泻、皮疹和淋巴结肿大等，这些症状往往被误认为是普通感冒或一些常见病的症状，也不会引起注意。

艾滋病患者指机体感染艾滋病病毒后，病毒侵入到人体的淋巴细胞及组织器官中，数量不断增多，逐渐破坏人体的免疫力，随着免疫功能的逐渐丧失，机体出现各种机会性感染或恶性肿瘤者，如果不及时治疗，大多数患者 2～3 年就会死亡。

目前规定当艾滋病病毒感染者的免疫系统受到严重破坏，特别是 $CD4^+T$ 淋巴细胞下降到 $200/mm^3$ 以下为艾滋病期。

艾滋病病毒感染者从免疫功能的破坏程度和临床症状体征等方面都要比艾滋病患者轻得多，但都具有传染性，是主要的传染源。

 艾滋病病毒在人体感染的自然过程

一个人染上艾滋病病毒后，可以在很长一般时间内毫无症状，若不是靠查血发现，可能自己都不会意识到是 HIV 的携带者。临床上把艾滋病自然病史分为急性期、慢性无症状期、艾滋病前期和艾滋病期四个阶段。当艾滋病病毒进入人体后，HIV 最主要的靶细胞是 $CD4^+T$ 淋巴细胞，艾滋病病毒与人的淋巴细胞有特殊的结合能力，它们进入到淋巴细胞内，在细胞内大量增殖，最后使细胞死亡、破裂。释放到血液中的大量艾滋病病毒又侵入到更多的淋巴细胞内。无症状期血液中病毒量呈现的相对稳定状态，只是病毒持续性大量复制和病毒被清除过程处于一种动态平衡而已。结果在 HIV 感染者身上会表现出 $CD4^+T$ 淋巴细胞逐渐缓慢下降，而血浆中病毒载量显示相对稳定和慢慢增加，当 $CD4^+T$ 淋巴细胞下降到一定水平之后，就出现各种临床疾病，这样经过 5～10 年后，艾滋病病毒这个小到在显微镜下也看不到的"蛀虫"，通过慢慢的蚕食，最终会将身体内大部分淋巴细胞均破坏殆尽，将机体赖于抵抗外界微生物入侵，赖以防止肿瘤发生的免疫系统彻底摧毁，此时人体会成为一个"不设防的城市"，各种感染、肿瘤将接踵而至，已经从艾滋病病毒感染发展到了艾滋病阶段，如果不及时给予抗病毒治疗，距离死期也就不远了。

美国的研究发现，大多数人的无症状期约8～10年。我国有限的资料表明，经输血感染HIV的无症状期约6～10年。目前国际上通用的预测疾病进展和观察疗效的指标就是病毒载量（HIV－RNA）和$CD4^+$ T-淋巴细胞计数（简称CD4细胞）。

❓ 免疫系统与艾滋病病毒

正常人的机体内有完善的免疫系统。免疫系统主要担负有三大功能。第一是防御作用，即抵御各种微生物，包括细菌、病毒、真菌等的入侵；第二是监视作用，即发现并消灭各组织器官中任何发生突变的细胞株，因为对任何"离经叛道"的细胞，如果不加干预，任其发展，那么一个突变的细胞株不断增殖的结果可以发展成一个硕大的肿瘤，恶性的肿瘤最终会导致人的死亡；第三是自稳作用，即清除机体中衰老及死亡的细胞，保持机体内部环境的稳定。免疫系统中数量最多，作用最大的是淋巴细胞，它不但能产生抗体，而且还对有害的微生物等有直接的杀伤作用。

在艾滋病病毒 HIV 进入人体两三个月后，人体中的淋巴细胞便试图歼灭入侵的 HIV，并产生了一些抗体。取血检查可以检测出来，称为 HIV 抗体阳性者。但是这些抗体并不能杀死 HIV，相反 HIV 不断在淋巴细胞中增殖。由于艾滋病病毒对淋巴细胞有特殊的结合能力，最终大批淋巴细胞被艾滋病病毒破坏，当辅助性淋巴细胞（$CD4^+$）的数目小于 200 个/mm^3 时就标志着病变已发展到了晚期——艾滋病阶段了。

由于淋巴细胞是免疫系统最具战斗力，最具活力的细胞，那么淋巴细胞数量的急剧下降就使免疫系统失去了支撑，机体赖以生存的大厦开始倒塌了。防御作用的薄弱意味着机体为微生物的入侵打开了大门。监视作用的削弱使突变的细胞株处于无人约束的状态，恶性肿瘤出现了；而自稳作用的丧失则使机体处于良莠不分的无序状态，机体的活动失去了自我监督，处于紊乱的状态。

 艾滋病患者有哪些症状

根据国家艾滋病专家委员会制定的标准，艾滋病的临床表现可以有：①原因不明的免疫功能低下；②持续不规则低热，超过一个月；③持续原因不明的全身淋巴结肿大（淋巴结直径大于1公分）；④慢性腹泻，每天4～5次；3个月内体重下降超过10%；⑤合并有口腔念珠菌感染、卡氏肺囊虫肺炎、巨细胞病毒感染、弓形虫病、隐球菌脑膜炎、进展迅速的活动性肺结核、皮肤黏膜的卡波西肉瘤、淋巴瘤等；⑥中青年患者出现痴呆症。对于一个HIV阳性的感染者如果出现了上面六项中的任何一项就应考虑是进入艾滋病阶段了。

临床表现中一个突出表现是由于免疫功能低下后出现的各种感染，甚至一些以往无害的微生物此时也成了致病菌，称为机会性感染。感染可以是细菌性的，如细菌性肺炎、肺结核；可以是病毒性的，如巨细胞病毒，皮肤上出现的带状疱疹；真菌性的，如体癣、股癣、念珠菌病等。而且病原体一旦侵入人体，就迅速的发展，所以艾滋病患者的感染都很重。病菌也常侵犯到人体中最重要的部门——大脑，如脑弓形虫病、隐球菌性脑膜炎等，严重的感染常常导致患者死亡。

艾滋病患者晚期常极度衰弱、极度消瘦，医学上称之为恶病质。长期疾病的折磨、发烧、腹泻，不断消耗着患者的体能，患者厌食、恶心、呕吐、腹泻，使体重急剧下降。与此同时，由于脑细胞也受到了艾滋病病毒的侵袭，使患者神志恍惚，无逻辑思维能力，无定向能力，丧失了生活自理的能力，以致到了疾病晚期，患者近乎痴呆。

为什么男男性行为更易感染艾滋病病毒？

1. 在男男性行为的性接触方式多数为肛交。薄而脆弱的肛门直肠黏膜在肛交过程中易于被损坏，对方精液就会通过破损的黏膜组织进入体内。

2. 男男性行为者往往与多个性伙伴、有频繁的性接触，这些人中一旦有人感染了艾滋病病毒，无疑会将艾滋病病毒的传播速度加快很多倍。

3. 同性性行为者脆弱的心理状态、性行为方式的隐秘以及对艾滋病防治知识的无知等使很多人缺乏自我防护意识，性行为中很少使用安全套，为艾滋病病毒的传播提供了机会。

消除对艾滋病的恐惧

谈到艾滋病的临床表现，我们必须谈谈艾滋病相关的病态心理。我们时常接触到这样一些人，总怀疑自己感染上了HIV，反复去检测，结果阴性却总不相信检测结果,也不相信医生的咨询忠告,一直疑虑重重,表现出焦虑、抑郁、强迫、恐怖、神经衰弱及躯体不适等各类神经症状,严重影响其工作、学习和生活。这部分人大多对性病艾滋病知识一知半解,或曾是性病患者,或曾有过卖淫嫖娼史/婚外性行为史,或外出使用过公用毛巾、坐便器等,整日疑患性病/艾滋病,诚惶诚恐。一般而言,感染HIV 3个月后大多数能检测出HIV抗体,如果还不能自拔,则建议去找心理医生。这种恐惧不能通过反复检测或咨询而减轻,应该找专业心理精神病学家治疗。

"艾滋病恐惧症"并不是一种单一的心理疾病。它包括多种相关心理疾病,如:①恐惧症:有些人对艾滋病的发病与结局有一些了解,经常过分担心自己会由于不慎染上这种不治之症,因此避免一切可能被感染的机会;②疑病症:有些人过度担心自己会得艾滋病,身体稍有不适,也会毫无根据地认为自己可能已经感染了艾滋病,到处看专家,整日奔波在各大医院及检查机构之间;③强迫症:有些人认为自己随时有可能被传染艾滋病,因此反复洗手,患者可能知道这样做没有必要,但无法摆脱;④焦虑症:有些人由于经常担心自己会得艾滋病,会出现长时间的心烦意乱、坐立不安,有时会突然产生莫名的紧张恐惧,感到大难临头;⑤抑郁症:患者出现情绪低落,对外界丧失兴趣、不想说话、不想活动、产生自杀观念。对于这种临床情况,我们应加强艾滋病知识的宣传普及,让每个检测者了解艾滋病的传播方式,并且教育患者要相信科学与事实,不盲目听信他人,最后当发现艾滋病恐惧症患者时积极建议他们去看心理医生。但我们从临床实践中感觉到心理治疗脱节给患者带来了很大的痛苦。很多艾滋病相关的病态心理疾患需要长期系统的药物治疗,而不是反复化验、咨询。

 被艾滋病病毒或艾滋病患者的血液或体液污染的皮肤黏膜破损或伤口的紧急处理措施有哪些?

1. 若污染的锐利医疗器械刺伤或划破皮肤,应迅速轻轻挤出损伤局部的血液,然后用清水、自来水或生理盐水等彻底冲洗,再用碘仿或75%乙醇等消毒创面;如溅入口腔、眼睛等部位,用清水、自来水或生理盐水长时间彻底冲洗。

2. 最好到艾滋病专科医院进行有关可能感染情况的评估和记录,然后根据专业医生的建议决定是否应用抗病毒药进行预防。

3. 进行并于即刻、4周,8周,12周,6个月各检测1次艾滋病病毒抗体。

4. 让专业医生给予必要的心理咨询和健康咨询。

❓ HIV 抗体阳性意味着什么

如果在一个人的血中检查出 HIV 抗体,则意味着是艾滋病病毒(HIV)的感染者。目前我国 HIV 抗体的检测主要在艾滋病的高危人群中作,如性病患者、静脉吸毒者、卖淫嫖娼者、男性同性恋者等。对所有献血者,出国旅游、探亲、劳务回国人员也都要求取血做 HIV 抗体的检查。

那么是不是取血查 HIV 抗体阴性就可以说不是艾滋病病毒感染者呢?我们说,HIV 抗体阴性就表明被检测者目前不是艾滋病病毒感染者。但有一个例外:艾滋病病毒在进入人体后,需要经过 2 周,最迟 3 个月,机体才会产生抗艾滋病病毒的抗体。因此,若与一个艾滋病病毒感染者发生了一次性接触,需要在 12 周后取血查 HIV 抗体阴性才能说没有染上艾滋病病毒。

还有一点要注意,目前医院中所采用检查 HIV 抗体的试验药盒均为筛选用,这种试验方法的灵敏度很高,但偶尔会出现假阳性结果。因此,一旦筛选试验出现阳性结果,还应将患者的血清送到国家所指定的医院或研究部门去作进一步的确定。

确认 HIV 感染后，应到当地 HIV 防治机构建立病历，我国 HIV 免费抗病毒治疗药物的发放采用"属地原则"，所以一定要到当地医疗机构求助，按以下程序进行：

1. 纳入关怀系统

感染者应被纳入当地的关怀系统，定期进行随访和医学评估。在服务过程中应该注意患者的隐私以及阳性诊断对其心理的影响。给予适当的治疗加上精神支持可以帮助患者克服困难。

2. HIV 感染分期

在 HIV 感染确诊后，应对每位感染者进行临床和实验室评估，以确定 HIV 感染阶段。评估首先包括完整的病史（确认以往或当前的机会性感染、原发慢性疾病）、药物治疗史（包括是否曾有抗病毒治疗史以及当前药物使用情况）、过敏史和免疫接种史。接下来进行体格检查，发现临床表现，如淋巴结肿大、皮肤和口腔状况、神经系统表现或其他表现。最后进行 CD4 检测和病毒载量检测，确定免疫损害的程度。在综合考虑患者以往病史、临床表现和 CD4/病毒载量结果的情况下，确定患者的疾病分期。

3. 制定随访计划

无症状 HIV 感染及 CD4 细胞计数高的感染者将在 HIV 门诊接受常规随访，每年进行两次 CD4 计数检测，有条件的进行病毒载量检测，以评估疾病进展。注意营养、进行预防咨询、提供社会支持和定期的基本医疗关怀可以让患者长期保持健康状态,同时通过预防咨询可以防止将病毒传给家庭成员和性伙伴。如 CD4 细胞计数小于 200 个/mm^3 的或者有症状的 HIV 感染者,将接受抗病毒治疗。符合免费治疗的入选条件的感染者,将进行抗病毒治疗前的准备工作,包括进行治疗前患者教育以及制订治疗方案依从性支持策略。

4. 提供抗病毒治疗

由当地医师决定患者是否适合抗病毒治疗并确定治疗方案。应特别关注某些特殊情况,如合并结核感染、肝功异常、妊娠以及有过抗病毒治疗史。

5. 监测和支持

治疗中监测是抗病毒治疗不可缺少的一部分,包括定期实验室和临床监测。在监测过程中,可以及时发现和评估药物副反应,必要时需将患者转诊到上级医生处理严重副反应或其他临床问题。依从性是抗病毒治疗能否成功的一个关键因素,应尽最大努力帮助患者提高并且保持长期治疗的依从性。同时应鼓励感染者、患者及其家属参与社会支持和同伴支持。直视下督导服药是提高依从性的一项保证策略。

6. 治疗失败的确定

抗病毒治疗不仅有毒副反应而且可以失败,治疗失败可以通过临床、免疫学或病毒学来确定。由于治疗失败会导致耐药性的产生,所以应尽一切可能防止治疗失败。严格进行临床观察和免疫学检测、密切关注依从性并支持患者克服药物副反应等，都能提高治疗方案的有效性，并能及时发现可能预示耐药性出现的征象。如果出现了严重的药物副反应，或者患者无法耐受当前治疗方案中的抗病毒治疗药物，应对患者的治疗药物进行调整，但必须在专家组的指导下进行。

7. 关怀的持续性

为 HIV 感染者和艾滋病患者提供的医疗关怀和支持服务应该是持续的，并且要能够满足病程中需求的不断变化。这种持续性包括在抗病毒治疗前的心理和社区支持、机会性感染的早期诊断和治疗以及提供关怀服务。停止抗病毒治疗的患者应该继续获得全面的关怀和支持。

如果怀疑自己染上了艾滋病病毒，应该怎么办呢？

在性病门诊的日常工作中，会遇到这样的患者，他（她）或在出差时，或一时失去控制，干出了荒唐的事（不洁性行为），事后后悔莫及，生怕染上性病或艾滋病，那么该怎么办呢？

应该到正规的医院去作检查。就如上一节所讲述的，艾滋病病毒进入人体后，经过 2 周至 3 个月的潜伏期血中将出现 HIV 抗体。目前有很敏感的化验方法可以将 HIV 抗体检测出来。

在抗体出现以前，可以用免疫学方法直接检测血中存在的艾滋病病毒，称为 HIV 抗原检测，这个试验要求较高，只有少数医院能做。

当艾滋病病毒初次进入人体，可以出现一些症状，称为急性 HIV 感染。主要表现为发烧 38～39℃，咽痛、乏力、周身不适，与上呼吸道感染的症状相似，一周后有的患者可出现皮疹，在躯干、四肢出现一片片的红斑。在患者的颈部两侧、腋窝及后枕部可摸到肿大的淋巴结。如果不治疗，这些症状在两周内可自行消失。

有的同志因羞于启齿，不愿到正规医院去检查，而找江湖郎中，或自行买一些有关的书籍，结果是似懂非懂，甚至接受了一些完全错误的信息，搞得心理上很紧张，非但没有解决问题，反而背上了沉重的思想包袱。所以有了问题一定不要讳疾忌医，而应及时查清，这样既保护了自己，也保护了家属和其他人。

必须强调的是：临床症状是为了督促怀疑者进行艾滋病筛查，不是让怀疑者"对号入座"，因为艾滋病的临床表现都是不特异的，很多其他疾病都能有类似表现；CD4 细胞计数和病毒载量是用来确定 HIV 感染严重程度的，正常人 CD4 计数也有波动、也会下降，病毒载量理论上特异性很好，没有病毒时应该检测结果为阴性，但是由于标本污染（PCR 法）和非特异性杂交（bDNA 法）等情况存在，病毒载量检测方法一直没有被国际卫生机构认定为 HIV 感染的诊断试验，我院就出现过门诊初筛患者抗体阴性、病毒载量阳性的情况，最后经过反复化验排除了 HIV 感染，确定为病毒载量检测结果是假阳性，给患者造成无味的恐慌和负担。所以艾滋病决不能依据临床症状、CD4 细胞计数下降、病毒载量结果来推测有或无，必须依靠抗 HIV 抗体检测，如果患者反复抗 HIV 抗体检测阴性，却过分强调临床症状时应考虑心理疾患，"恐艾症"不是能通过反复检测、临床咨询解决的问题，应转到心理疾病专科治疗。

一旦发现染上了艾滋病病毒该怎么办

一旦查血发现为 HIV 抗体阳性，而且经反复检查确实无误，就说明是染上了艾滋病病毒。系 HIV 感染者。对于医务人员来说，除了要向卫生防疫部门填报传染病卡片外，各级医务人员均应对感染者的姓名、住址等严格保密，不得公布或传播。在家庭中，与患者有密切接触的亲属应注意以下几点：①保持自己皮肤的完整，在皮肤有破损时或接触患者血液、体液、大小便时应戴上医用的一次性手套；②与患者不共用牙刷、剃须刀、理发刀等尖锐的生活用品；③被患者的血液、体液、大小便污染的衣物、被褥等用热水加消毒剂（0.1%～0.5%次氯酸钠或其他含氯消毒剂）浸泡后再清洗；④各种注射应采用一次性注射器。使用过的注射器不应任意丢弃，而应统一销毁；⑤勤洗手是预防感染最简单最有效的方法，手和身体任何部分被患者的血液或体液污染后应立即用肥皂和流动水彻底清洗。

对感染者本人来说，应该正确对待。纠正自己的一切不良行为，洁身自爱。感染者可以参加正常的工作及社交活动。应该向家人讲清楚，以便在家庭中有密切接触的亲人间采取必要的措施。发生性关系时一定要用避孕套。感染者应该定期去医院向自己的联系医生诉说情况的变化，以接受医疗指导。得了病，最好采用口服药，打针一定要使用一次性注射器。如发生外伤或意外，去医院急诊室就诊时应如实向医务人员通报自己的病情，以免发生交叉感染。日常生活应注意劳逸结合，不要过度劳累。要加强营养，多摄入富含蛋白质的食品。

感染艾滋病病毒的妇女能怀孕生孩子吗

这个问题需要从医学、个人和社会三方面来回答。从医学上讲，如果不用抗艾滋病病毒的药物，感染的孕妇有三分之一的机会将病毒传给胎儿或婴儿。从个人来说，虽然是否怀孕生孩子是个人的权利，但是，如果孩子被感染，一般来说孩子很难正常生活到正常的生命预期，这对孩子来说非常不公平。如果孩子侥幸未被感染，他不久将会失去母亲，如果双亲都感染，如不治疗，那么在孩子还没有长大成人时就很可能会离开人世，孩子将成为孤儿！从社会的角度来说，要承担治疗被感染的新生儿或是抚养孤儿到18岁的负担。从以上三个方面考虑，艾滋病病毒感染的妇女生孩子，要给予艾滋病病毒传播和预防知识的指导，使其认识到艾滋病病毒感染的危害，强调妊娠、分娩和产后哺乳有将艾滋病病毒传染给胎儿、婴儿的危险，但是是否终止妊娠应根据其个人意愿而定，并应进行产前咨询。

如艾滋病病毒感染者坚持要生孩子，阻断艾滋病病毒母婴垂直传播的有效措施为：产科干预加抗病毒药物干预加人工喂养。应用此综合措施，可使母婴垂直传播率降低为1‰～2‰，产科干预是预防艾滋病母婴传播的第一步。择期剖宫产可降低母婴传播的概率，但急诊剖宫产对预防艾滋病母婴传播没有明显作用。一般择期剖宫产的时机选择在妊娠38周。避免使用会阴侧切术、产钳或吸引器等助产，如果出现胎膜早破或临产早期出现胎膜破裂，应积极处理，缩短产程。

如果已经怀孕，在4个月后就要服用抗病毒药进行母婴阻断，产后禁止母乳喂养。这些都需要到艾滋病专科医院进行咨询与治疗。

❓ 什么是艾滋病"鸡尾酒"疗法

这得从艾滋病抗病毒治疗的发展史谈起，抗反转录病毒治疗（ART）的研究亦经历了多个阶段。1987年第一个抗反转录病毒药物（ARV）立妥威（ZDV或AZT）首先问世，开始使用单一的核苷类反转录酶抑制剂（NRTI）治疗HIV/AIDS患者，对HIV的复制起到一定的抑制作用，但是几乎100%的服药者在治疗12周后出现病毒载量的反弹。第二个阶段，90年代中期人们使用2个NRTIs治疗患者，两药联合加强了抗病毒作用，并且作用维持的时间更长，但是仍不能长期维持疗效。90年代中后期开始了一个新时期，应用1个蛋白酶抑制剂（PI）联合2个NRTIs三药联合疗法。它具有非常强大的抗病毒作用，可以使HIV-RNA在血浆中达到检测不出的水平，并且可以长期维持这一疗效。经过几年的实践证明，一些不包括蛋白酶抑制剂的组合，如1个非核苷类反转录酶抑制剂（NNRTI）联合2个NRTIs或3个NRTIs（其中必须包括Abacavir）的联合用药也可以达到相同或相似的效果。另外2PIs联合2NRTIs四药联合疗法越来越受到重视，它利用药物相互作用的原理，一个低剂量的PI（Ritonavir）作为激动剂，使另一个PI的血药浓度大大地增加，并且延长了药物的半衰期，可减少用药的次数，提高服药的依从性，特别对于以前使用过抗反转录病毒药物的患者效果更佳。另外它的副作用无明显的增加。合理且有效的联合用药被称之为高效反转录病毒疗法（HAART），因多种药物联合使用（>3种），就像鸡尾酒中多种酒混在一起饮用一样，故称"鸡尾酒"疗法。

但目前的治疗方法尚不能根除体内的 HIV。大量的资料显示，这是由于在急性感染开始时建立了静止感染细胞池。它在体内持续存在，有很长的半衰期，甚至在急性期即开始 HAART 治疗，也不能根除 HIV。所以目前治疗的目标：①最大限度地降低病毒载量，将其维持在不可检测水平的时间越长越好；②获得免疫功能重建和（或）维持免疫功能，维持机体抵抗能力；③延长生命并提高生存质量。事实上实施 HAART 治疗后，确实大大降低了 HIV 相关疾病的发病率和 AIDS 的死亡率。1995—1997 年，在美国，由于普遍实施 HAART 治疗，最常见的 HIV 相关疾病的发病率下降了 60%~80%，住院人数下降了 60%~80%，死亡率下降了 44%。中国自 1999 年起开始进行 HAART 临床试验，疗效似乎优于欧美国家，这可能与所选择的患者在以前未服用过 ARV 以及患者有更好的依从性有关。另有研究表明，广泛地应用 HAART 治疗，可以减少 HIV 的流行。必须指出的是：艾滋病抗病毒治疗是终身的，艾滋病预防疫苗现在没有，治疗性疫苗正在研制，希望减少服用药物的负担，但目前还是没有成功。

❓ 为何要提倡预防艾滋病？

艾滋病是当前世界严重危害人类健康和生命的恶性传染病，虽然至今尚无有效的根治药物，亦缺乏有效的疫苗，但艾滋病是可以预防和控制的。只要切断传播途径中的任何一个环节，就可以阻止艾滋病病毒的传播。遗憾的是，很多人并没有意识到或并不重视艾滋病病毒的传播途径和方法。如统计中男男性行为者中仅有20％左右能坚持每次发生性行为时使用安全套等保护性措施；有调查显示，只有很少的人了解艾滋病病毒是怎样传播的，可见很多人缺乏艾滋病的自我防护意识。我国目前艾滋病的感染人数并不多，在世界上是属于艾滋病的低发区，但从艾滋病流行情况看，目前我国的艾滋病疫情应该说很严重，患者分布在全国各地，遍布在社会各阶层。艾滋病已直接威胁到我国社会经济的发展和人民的身体健康。艾滋病不仅是一个医学问题，也成了一个备受关注的社会问题。

所以我们对艾滋病在我国扩散、传播的危险性决不能低估，因为培育艾滋病的土壤在我国是存在的，尤其是卖淫嫖娼、贩毒吸毒等社会丑恶现象屡禁不止，在个别地区，还有越演越烈之势。近几年来，性病的发病率呈明显上升趋势，特别是近一二年来梅毒的发病例数正大幅度上升，由性病造成生殖器溃疡的发生无疑为艾滋病病毒入侵人体打开了门户。预防和控制艾滋病是可以做到的，但任务也是十分艰巨的。

要加强宣传教育。艾滋病传播方式以性乱、静脉吸毒为主，要改变这些不良行为，必须对高危人群应进行持久的、有针对性的宣传教育。预防艾滋病与禁毒、禁娼、净化社会环境，坚持社会主义精神文明建设密切相关。要坚决杜绝吸毒、卖淫、嫖娼等社会丑恶现象，搞好社会主义精神文明建设。

要加强对献血者的管理，所有献血者在献血前应该做 HIV 抗体检测，阴性者才能献血。要加强对血液制品的管理，包括对进口血液制品的管理，一定不能让带有艾滋病病毒的血液及血液制品流入血库及医药市场。

要加强对 HIV 的监测，尤其对重点地区及重点人群要加强 HIV 的监视。国家已在全国建立了艾滋病的监测网络，在许多医院的血库、血站、性病防治所均建立了对 HIV 抗体的筛选试验。在人群中，特别在高危人群中要做 HIV 抗体的监测。

要加强对艾滋病病毒感染者及艾滋病患者的管理。不应该歧视而应该关心他们，让他们也参加到预防和控制艾滋病的工作中来。

总之，艾滋病是一种社会性的传染病，要从根本上预防，必须动员社会各方面的力量，把宣传教育工作做到社会的每一个角落。对社会的一些丑恶现象，对少数人的不良行为，要坚决予以揭露、谴责、打击，在社会上形成一股强大的舆论压力。温家宝总理强调说："预防和控制艾滋病，关系到中华民族素质和国家兴亡。"

安全套在预防艾滋病中的作用如何？

由于艾滋病病毒主要存在于男性的精液和女性的阴道分泌液中，安全套的物理隔离作用，阻断了艾滋病病毒从男性的精液或女性的阴道分泌液进入到对方的体内，从而避免了艾滋病病毒通过性途径在性伴之间的传播，很大程度上起到了预防性病、艾滋病传播的作用。艾滋病开始流行后，由于没有疫苗和特效药，就只好大力提倡使用安全套，以减免艾滋病的流行。在正确使用安全套的情况下，可减少高危性行为时受艾滋病病毒感染的机会，在艾滋病的预防中发挥重要的作用。

泰国的"100％安全套计划"，更是政府官员挂帅，宣传到家喻户晓。我国也开展了"娱乐场所100％使用安全套"的试点工作，意思是指每次性行为都使用,整个过程都使用,所有娱乐场所都使用。

泰国是宣传使用安全套工作做得较好的国家。

可见,安全套在艾滋病预防中的作用已得到了证实,但大力推广安全套,并不意味着鼓励嫖娼卖淫、婚前或婚外性行为,也不会使更多的男人变坏,就像倡导司机开车时使用安全带并不是鼓励司机开快车是一样的,只是要起到安全的效果。

安全套可以完全预防艾滋病吗?

安全套尽管可以用来预防艾滋病,但是还有相当高的失败率,从这个角度来说又不是绝对安全的。有报道统计安全套预防艾滋病的失败率为16.7%。在现实生活中,因使用安全套避孕失败而到医院做人工流产者,不乏其人其例。故不能认为只要用上安全套就万事大吉。

安全套预防艾滋病失败的主要原因是什么?

安全套预防艾滋病失败的原因主要在于安全套的

质量不佳和使用不当引起的破裂、滑脱。主要有：①由于储藏不当，使安全套暴露于高温、强光、潮湿、强酸、强碱或保存时间过长，超过有效期，失去原有的强度和弹性；②由于使用时不小心指甲或戒指碰破了安全套的薄壁或使用前没有把安全套前面小球内的空气挤出，射精后造成压力过大而撑破安全套；③随着安全套用量的激增，个别厂家在利益的驱使下，就会生产大量的劣质产品，或将过期产品投入市场销售；④安全套型号使用不当，射精后没有把阴茎及时拔出或由于非法及不安全性行为时的性交动作慌乱，剧烈粗暴，这也是安全套在使用过程中破裂或滑脱的重要原因。

如何正确使用安全套？

安全套在艾滋病的预防中发挥着不可替代的作用，为达到预防艾滋病的最佳效果，避免意外的发生，必须正确使用安全套。

1. 要有每次性交都有使用安全套的意识，做到100％使用安全套，每次性交前要仔细检查安全套的有效期和型号，不使用过期的安全套，保持型号适中。

2. 打开安全套包装时应从开口处撕开，不要用剪子剪，以免剪破安全套。

3. 当阴茎勃起时，打开安全套，套上龟头前应捏瘪安全套顶端供贮存精液用的小气囊，排空安全套顶端的空气，然后在勃起的阴茎头上自龟头部分顺势向下展开，使安全套完全套到阴茎根部。

4. 如果安全套在性交时破裂或滑脱，马上抽出阴茎，停止性交，使用消毒剂清洗生殖器，若再次性交需带上一个新的安全套。

5. 射精后应在阴茎疲软前以手指按住安全套底部连同阴茎一起抽出，以使安全套不致滑出导致精液外泄，然后将用过的安全套扔到密闭的垃圾桶内。

6. 安全套本身就有润滑剂，不要再用凡士林、液体石蜡、搽脸油、沐浴液等润滑剂，否则，容易增加安全套的脆性而破裂。

❓ 冲洗阴道可以预防艾滋病吗？

据统计，一个健康女性同男性艾滋病病毒感染者进行性接触，感染率为30％左右，一个患有严重阴道炎、宫颈炎或子宫炎（没有糜烂或溃疡情况）的女性同男性艾滋病病毒感染者进行性接触，感染率为60％以上，一个阴道或宫颈割破，或严重糜烂、溃疡的女性同男性艾滋病病毒感染者进行性接触，感染率为95%以上。

面对如此高的感染率,许多女性在不洁性交时没有或不愿带安全套,事后就采取补救措施,其中冲洗阴道就是比较常用的方法,有的用清水或生理盐水冲洗,有的听信广告用消毒剂冲洗,其实这些方法都是不科学的。因为即使用消毒剂冲洗,能直接喷在人身体上的消毒剂必须是没有毒性和刺激性的,这样的药剂就不可能有很强的杀灭病毒和病菌的效果,特别是药剂不容易进入阴道深部,且阴道内褶皱很多,即使用消毒液冲洗也不可能把细菌病毒冲洗干净或杀灭,尤其是在冲洗前细菌病毒就可以进入人体使人受传染,所以高危性交(即和不知是否已感染艾滋病病毒或性病的人性交)后冲洗阴道是不可能预防艾滋病、性病的。并且长期的冲洗阴道使阴道的微生物生态平衡打破,更容易感染各类疾病。所以正确使用安全套才是防止艾滋病病毒传播最安全的方式之一。

包皮环切可以预防艾滋病吗?

男性包皮过长,很容易成为藏污纳垢之所,多种病菌会在此栖身,在不洁性生活后,更容易感染艾滋病病毒。早在20世纪80年代,就有人注意到了割礼和降低感染艾滋病病毒之间的关系。有人在南非所做的调查显示,男性包皮环切术使艾滋病病毒传染率降低了 60 个百分点。科学家认为,包皮环切术有助于减少艾滋病病毒感染的原因是男性包皮上的某种细胞容易受到艾滋病病毒的侵害。

既然艾滋病是不治之症,感染上艾滋病病毒后还有必要治疗吗?

艾滋病是一种病死率极高的传染病,目前虽还不能彻底治愈,但是积极治疗对延续生命来讲还是非常重要的。

绝大多数人感染上艾滋病病毒后,一般要经过几年甚至十几年才发病,但发病后进展迅速,多数在进入艾滋病期后 2~3 年内死亡。如果艾滋病病毒感染者或艾滋病患者能得到适时和规范的抗病毒治疗,可最大限度地抑制病毒复制,提高免疫功能,延长生存期,降低病死率。

艾滋病的治疗方法有哪些？

1. 高效抗反转录病毒治疗

简称为抗病毒治疗，亦可称为鸡尾酒疗法或HAART疗法，这是目前比较有效的治疗方法，可最大限度地抑制病毒复制。但并不是所有的艾滋病病毒感染者或艾滋病患者都适用抗病毒疗法，目前，对急性期和无症状HIV感染期的艾滋病病毒感染者不主张过早使用抗病毒治疗。

2. 中医药治疗

中医药治疗感染性疾病有悠久的历史，丰富的经验以及众多的方药，具有增强免疫功能、抗病毒、改善症状体征等多方面的综合作用。中医药早期治疗艾滋病，可用于治疗机会性感染，调节免疫功能，减毒增效，提高感染者或患者的生存质量，同时成本低，无明显毒副作用。

3. 预防和治疗机会性感染。

4. 调节机体免疫功能。

5. 支持及对症治疗

包括补充维生素、蛋白质、血浆、热量及其他营养。

6. 心理治疗

对感染者或患者的关心，支持和帮助在艾滋病的治疗中起着非常重要的作用，若能得到及时的心理安慰，可使感染者或患者鼓起生活的勇气，保持乐观的态度，增强战胜疾病的信心，积极配合其他治疗，有利于疾病向好的方面发展。

 为什么要进行抗病毒治疗

抗病毒治疗可以达到降低病毒载量，维持和提高免疫功能，延长生存期的目标。但是，抗病毒治疗的过程比较复杂，一旦开始治疗，就要按时、按量服药，遵守医嘱保持良好的依从性，定期进行检测，只有这样，才能保证抗病毒治疗的最佳效果。

 何谓抗病毒治疗的依从性？为何要重视抗病毒治疗的依从性？

医学上将患者执行医嘱的程度称为"依从性（adherence）"。也就是说，患者在治疗过程中要听从医生的指导。抗病毒治疗的依从性主要指在艾滋病抗病毒治疗的过程中，艾滋病病毒感染者和艾滋病患者能够听从医生的安排,尤其是要按时、按量服药,并根据需要及时更换治疗方案,积极配合治疗,以最大限度的发挥抗病毒药的疗效,尽量减少毒副作用和病毒耐药的出现。

艾滋病的抗病毒治疗毒副作用较大,服药时间长,甚至是终身服药,患者很难坚持治疗,因此,患者的依从性直接影响到治疗效果。良好的依从性可很好的控制病毒载量,提高免疫功能,减少病毒耐药的出现。若服药依从性不好,不但达不到理想的治疗效果,还将很快产生药物抵抗,给抗病毒治疗带来很大的麻烦。影响抗病毒治疗依从性的因素很多,除了漏服药物外,药物的不良反应、滥用毒品、心理因素等都会影响患者的服药依从性。

何时抗病毒治疗比较好?

急性感染期感染者的艾滋病病毒血清在6个月之内阳转的,以及所有出现艾滋病临床症状的艾滋病患者,都建议给予抗病毒治疗。对于无症状期HIV感染者来说,要参考$CD4^+$ T淋巴细胞计数和病毒载量,考虑是否治疗,$CD4^+$ T淋巴细胞计数在200~350个/mm^3之间,要定期复查,出现以下情况之一即进行治疗。

1. $CD4^+T$ 淋巴细胞 1 年内下降 >30%。
2. 血浆病毒载量 >100000/ml。
3. 患者迫切要求治疗,且保证有良好的依从性。

如何判断抗病毒治疗的疗效?

如果是合理的用药,且患者依从性很好,抗病毒治疗应达到以下效果:

1. 用药 4 周内,病毒载量水平下降,用药 3~6 个月内病毒载量降到用敏感的检测方法达到检测不到的水平(超敏法:血浆病毒载量 50 拷贝/ml)。

2. 经抗病毒治疗 3 个月后,$CD4^+T$ 淋巴细胞计数与治疗前相比增加 30% 即提示治疗有效,或在治疗第 1 年后 $CD4^+T$ 淋巴细胞计数增长 100 个/mm^3,提示治疗有效。

3. 治疗后临床症状能够缓解,机会性感染的发病率和艾滋病的死亡率可以大大降低。不发生新的机会性感染,原有的机会性感染不复发。

其中 $CD4^+T$ 淋巴细胞计数的检测间隔时间刚开始服药时最好 1 个月,3 个月后每 3 个月复查一次,病毒载量在服药开始和服药 3~6 个月后而复查,争取每年查一次病毒。

如果不能达到上述疗效,原因可能为:处方不当、病毒有耐药性、依从性差等。

 怎样预防艾滋病？

　　艾滋病是可以预防的。这是因为艾滋病病毒有明确的传播途径，即性接触传播、血液传播和母婴传播。且艾滋病病毒的体外生存能力很脆弱，离开人体后暴露在空气中几分钟就会死亡，不会通过日常生活接触传播，如握手、拥抱、共用餐具、共用浴池、共同劳动或共用办公用具等，也不会通过空气、水等传播；由于蚊虫叮咬的血液数量有限和艾滋病病毒在昆虫体内存活时间很短，艾滋病病毒也不能通过蚊虫叮咬传播。

　　所以说，只要我们不与携带有艾滋病病毒的感染者或患者进行性接触或注意正确使用安全套，不吸毒，尤其不共用注射器吸毒，不输入带有病毒的血液或血制品，携带艾滋病病毒的妇女尽量不要生育，艾滋病病毒就不会有传播的机会，就可有效预防艾滋病的流行。

作为一个公民为预防艾滋病应该怎样做？

艾滋病威胁着每一个人和每一个家庭，预防艾滋病是我们每一个人的责任。

1. 我们应该自觉接受艾滋病的宣传教育，明确艾滋病病毒的特性和传播途径，认识到艾滋病病毒不会通过日常生活接触传播，阻断其传播途径是可以预防的。

2. 洁身自爱，遵守性道德，不发生婚前和婚外性行为。

3. 正确使用安全套，使用安全套不仅可以避免怀孕，还可以预防性病和艾滋病。

4. 禁止以任何方式吸毒，特别是不能共用注射针具或使用未消毒的注射针具静脉注射毒品。

5. 参加无偿献血，不卖血，更不可到非法的地下采血点去卖血；避免使用不安全的血液和血液制品；不轻易接受输血和血制品（如必须使用，要求医院提供艾滋病病毒检测合格的血液和血制品）。

6. 避免使用未消毒的器械拔牙和其他侵入人体的操作，所用医疗器械必须严格消毒，不去消毒不严格的非正规医疗机构或其他场所打针、拔牙、穿耳孔、文身、文眉、针灸或手术；不与他人共用针头、针管、纱布、药棉等用具，尤其是注射用针，要做到一人一针一管，避免在日常救护时沾上受伤者的血液。

7. 不与他人共用可能损伤皮肤黏膜的用具，如牙刷、刮脸刀和电动剃须刀等。

8. 已感染艾滋病病毒的妇女应当尽量避免怀孕和哺乳，预防经母婴途径传染艾滋病病毒。

9. 不要歧视艾滋病患者和艾滋病病毒感染者，应关心、支持和帮助他们，鼓励他们重树生活的信心和勇气。

为什么要关心艾滋病患者，不要歧视？

因为艾滋病就在我们身边，关心、帮助和不歧视艾滋病病毒感染者或患者有助于预防艾滋病。如果谈艾色变，看见艾滋病患者，避而远之，不愿意与他们进行日常的接触，甚至连话都不敢说，疏远他们，歧视他们，最终结果是艾滋病患者心理负担越来越重，在无助和痛苦中凄凉地死去。这样的悲惨结局使艾滋病病毒感染者或患者害怕重蹈被别人看不起的覆辙，不愿暴露，就成了"地下工作者"，若不慎与之有过无保护的性行为或共用针具、刮脸刀等锐器就会被感染；有的甚至直接报复社会，通过各种途径故意把病毒传染给别人，造成严重的社会危害。

因此我们应该关心、帮助他们，给他们一个宽松、温馨的生活工作环境，让他们体会到人间的真情，唤醒他们的良知和对社会负责任的心理，他们也会配合我们，鼓起生活的勇气，过着和正常人一样的生活，重新回到社会大家庭中，而不是蓄意报复，故意传播艾滋病病毒，同时也有利于艾滋病的预防。

洁身自爱，预防性病/艾滋病

性病是完全可以预防的。

首先要加强道德修养，树立正确的人生观。我国是一个有着五千多年历史的文明古国，有着良好的道德传统。今天，我们的社会主义祖国蒸蒸日上，欣欣向荣，经济高速增长，物质财富越来越丰富，人民的生活水平越来越高。有的人物质上富有了，手头有了钱，但精神生活极为贫乏，今朝有酒今朝醉，沉溺于声色之中，为了追求刺激，甚至不惜吸毒，最后走上了自我毁灭的道路。所以我们一定要加强精神文明建设，树立良好的社会道德风尚。

要洁身自爱，自我约束。卖淫嫖娼行为、性乱交是性病传播的主要途径。据调查，在卖淫妇女中，患性病的占1/3以上；在嫖客中，也有相当比例的性患者。我国在1991年全国人大常委会就作出了《关于严禁卖淫嫖娼的决定》,严禁卖淫嫖娼。除公安司法部门的查处、取缔等行动外,也需要靠提高全民素质,自觉抵制这一社会丑恶现象。

要加强健康教育,通过宣传普及性病防治的知识,提高对性病防治的认识,主动改变和抵制不健康的生活方式和行为。一旦染上性病,及时去正规医院检查治疗。

提倡使用避孕套,避孕套是预防性病传播、也是自我保护的一个有效措施。

红丝带的由来及意义?

红丝带是关注艾滋病防治问题的国际性标志,诞生于20世纪80年代末。在一次世界艾滋病大会上,艾滋病感染者们为呼吁人们的理解,将一条长长的红丝带抛在会场上空,支持者将红丝带剪成小段后折叠成"又"字形别在胸前以呼唤社会关注、理解、关爱艾滋病患者。号召人们用心来参与艾滋病的预防。